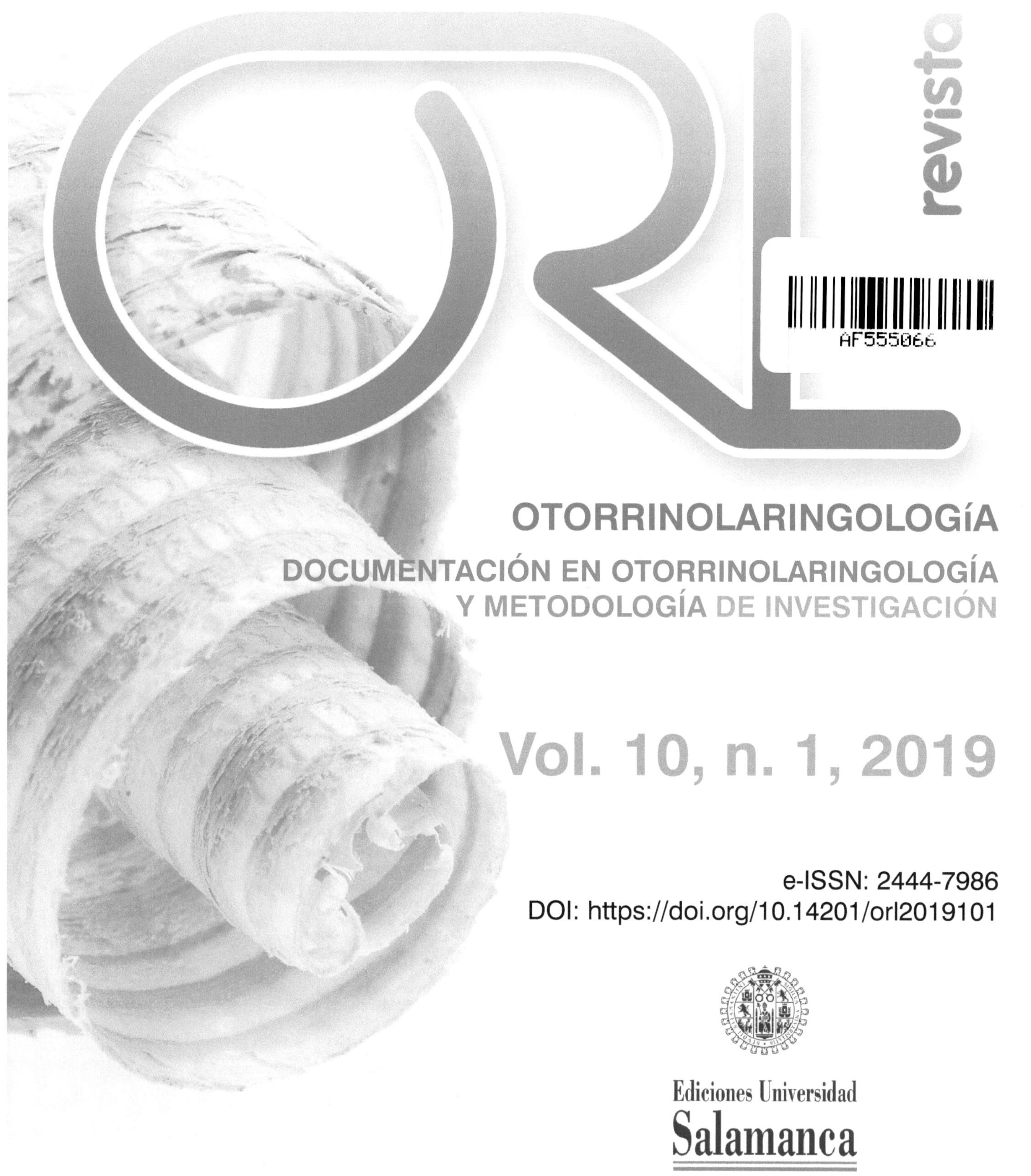

OTORRINOLARINGOLOGÍA

DOCUMENTACIÓN EN OTORRINOLARINGOLOGÍA Y METODOLOGÍA DE INVESTIGACIÓN

Vol. 10, n. 1, 2019

e-ISSN: 2444-7986
DOI: https://doi.org/10.14201/orl2019101

Ediciones Universidad
Salamanca

Revista ORL

e-ISSN: 2444-7986 – DOI: https://doi.org/10.14201/orl2019101
CDU: 616.2 –IBIC: Otorrinolaringología (nariz, garganta, oídos) [MJP] – BIC: Otorhinolaryngology [ENT]
– BISAC: Medical / Otorhinolaryngology [MED066000]

VOL. 10, N. 1, 2019

EDICIONES UNIVERSIDAD DE SALAMANCA

EQUIPO DE REDACCIÓN

Revista ORL
e-ISSN: 2444-7986 – DOI: https://doi.org/10.14201/orl2019101
CDU: 616.2 –IBIC: Otorrinolaringología (nariz, garganta, oídos) [MJP] – BIC: Otorhinolaryngology [ENT] – BISAC: Medical / Otorhinolaryngology [MED066000]
VOL. 10, N. 1, 2019
EDICIONES UNIVERSIDAD DE SALAMANCA

ÍNDICE

Revista ORL
e-ISSN: 2444-7986 – DOI: https://doi.org/10.14201/orl2019101
CDU: 616.2 –IBIC: Otorrinolaringología (nariz, garganta, oídos) [MJP] – BIC: Otorhinolaryngology [ENT] – BISAC: Medical / Otorhinolaryngology [MED066000]
VOL. 10, N. 1, 2019
EDICIONES UNIVERSIDAD DE SALAMANCA

TABLE OF CONTENTS

eISSN 2444-7986
DOI: https://doi.org/10.14201/orl.20140

EDITORIAL

FACILITANDO LA ACTIVIDAD CIENTÍFICA

Facilitating scientific activity

José Luis PARDAL-REFOYO
Director de Revista ORL. Ediciones Universidad de Salamanca. Salamanca. España
Correspondencia: jlpardal@usal.es

Fecha de publicación: 10 de febrero de 2019
Fecha de publicación del fascículo: 15 de marzo de 2019

Conflicto de intereses: Los autores declaran no tener conflictos de intereses
Imágenes: Los autores declaran haber obtenido las imágenes con el permiso de los pacientes

Uno de los retos preferentes en la actividad editorial es lograr que los productos de investigación de los autores sean accesibles a los lectores, a otros investigadores y que sean reconocidos científicamente y citados. Es la base de la ciencia: generar conocimiento, compartirlo y participar en la generación de nuevo conocimiento. En esta labor están implicados todos los agentes que participan en el proceso editorial. Con las tecnologías de la comunicación y de la información la actividad de los autores y de los editores no concluye con la publicación del artículo. Para que un artículo sea visible es necesario distribuirlo en las redes científicas y sociales. Los autores deben promocionar sus productos, sus artículos.

Revista ORL participa en este desafío de hacer públicos y visibles los productos de la investigación de sus autores. Esto obliga a cumplir ciertos estándares de calidad y competir en ámbitos en los que, en la práctica, se dan amplias desigualdades pese a la gran facilidad que ofrecen las tecnologías a difundir y acceder a la información.

La aplicación de los criterios de evaluación de la producción científica de los autores e instituciones está sesgada debido a la utilización inadecuada de los indicadores.

En este sentido, recientemente *Web of Science* (WoS) ha publicado un informe que aborda cómo cuatro de los tipos de análisis bibliométricos más utilizados pueden ocultar el rendimiento real de los productos de investigación si se usan de forma incorrecta [1].

La red de citas de WoS sirve como base para elaborar el *Journal Impact Factor* o *InCites* (http://clarivate.com/products/web-of-science).

El afán por simplificar la calidad de la producción científica de los autores y de las instituciones en listas es un error pese a los criterios en contra de expertos analistas y de los autores. Como se dice en el informe, la investigación «no es unidimensional, el proceso es complejo y no hay dos proyectos idénticos». Frecuentemente para establecer las puntuaciones finales se han mezclado medidas de elementos que no son compatibles entre sí.

En el documento los autores analizan cuatro de las métricas más ampliamente utilizadas y mal empleadas y ofrecen nuevos indicadores más fiables que resumiré a continuación [1].

- Evaluación cuantitativa individual de la producción científica de un autor: Índice h *(h-index)* vs. diagrama de haz *(beam-plot)*. El Índice h indica que un autor tiene h artículos que han sido citados al menos h veces en un periodo de tiempo determinado. Este indicador oculta el resto de su actividad y no sirve para comparar su producción con otro investigador (error frecuente). En el documento los autores proponen utilizar el diagrama de haz que ofrece una visión en conjunto de toda la producción científica del autor agrupada en percentiles dentro de la disciplina correspondiente.
- Evaluación cuantitativa de la producción científica de una revista: *Journal Impact Factor* (JIF). El JIF es un indicador utilizado por los bibliotecarios que necesitan administrar suscripciones con un presupuesto limitado y por los editores para seguir el rendimiento de sus publicaciones. El problema es que el JIF «desarrollado para uso responsable en la gestión de revistas, se ha aplicado de manera irresponsable a una gestión de investigación más amplia» que «puede ser una herramienta útil para los gestores de revistas, pero por sí sola solo indica parte de lo que necesita saber sobre la revista o el valor de un artículo», «el *Journal Impact Factor* (JIF) sufre una mala aplicación» ya que «no trata la evaluación de la investigación, sino la gestión de revistas».
- Evaluación de la producción científica de instituciones y grupos de investigación: Impacto de citación promedio vs. *Impact Profile*™ (Perfil de impacto). Los autores analizan como la evaluación y comparación de la producción científica entre dos grupos de investigación mediante los indicadores de impacto promedio (*Category Normalized Citation Impact* –CNCI–) son engañosos ya que los recuentos de citas son muy sesgados, con muchos valores bajos y unos pocos valores altos en casi cualquier muestra (estos valores altos provocados por uno o dos artículos de toda la producción citados en una revista líder provocan elevaciones del CNCI que ofrecen una evaluación sesgada). Proponen clasificar los conteos en relación con el promedio mundial del que obtienen el *Impact Profile*™ general de cada conjunto de datos, que muestra la difusión real de artículos más y menos citados.
- Evaluación de la producción científica en las universidades: *Ranking* vs. *Multifactor Research Footprint* (huella de investigación multifactorial). La realidad es que cualquier institución puntúa mejor en algunos parámetros y menos en otros, variando continuamente su posición con respecto a otras. Una lista de universidades oculta demasiados detalles y no puede emplearse como herramienta de gestión. La huella de investigación *(Multifactor Research Footprint)* es un diagrama de radar, que utiliza varios ejes para indicadores múltiples, donde cada entidad se compara con una huella de referencia común, o una serie de huellas institucionales que comparten una imagen.

Los autores concluyen que las métricas empleadas (índice h, JIF, impacto de citación promedio) son informativas y que existe una mala interpretación y un mal uso irresponsable muy generalizados.

Para los autores de *Revista ORL* la información anteriormente expuesta puede suponer una confusión de conceptos que les aleja del verdadero objetivo: generar y compartir conocimiento en el medio en el que se desenvuelven, en su ecosistema.

La evaluación de la producción científica es una consecuencia que debe ajustarse a la realidad en la que la revista tiene su apoyo.

Para un autor es muy importante que su producción científica se evalúe en función del valor de su trabajo en su entorno y no del JFI de la revista en la que ha sido publicado. Es decir, evaluar el contenido y la calidad del artículo y no el medio en el que se publica.

En este sentido *Revista ORL* se adhirió a la Declaración de San Francisco sobre la evaluación de la investigación (DORA) y recomiendo su lectura [2].

El año editorial que iniciamos ofrece nuevos retos y oportunidades para demostrar la misión de *Revista ORL* como facilitadora de la actividad científica de los autores, ayudando en el conocimiento de la metodología y en la redacción de los informes de investigación acompañando a los autores a conseguir mayores metas. De ahí la importancia de apoyar desde los ámbitos administrativos publicaciones como *Revista ORL* como proyectos que se están construyendo permanentemente y que dotados de infraestructura progresan.

Doy las gracias a todos los implicados en el proyecto *Revista ORL*, a los autores, a los revisores, a su Comité Editorial, a la Sociedad Otorrinolaringológica de Castilla y León, Cantabria y La Rioja, a Ediciones Universidad de Salamanca, a sus editores digitales y a quienes desde el Servicio de Producción e Innovación Digital de la Universidad de Salamanca hacen posible que sigamos creciendo en la producción y acceso a la ciencia abierta e invito a todos a continuar participando en este apasionante proyecto [3-5].

REFERENCIAS

1. Adams J, Mcveigh M, Pendlebury D, Szomszor M. Profiles, not metrics. 2019. Disponible en https://clarivate.com/wp-content/uploads/dlm_uploads/2019/01/WOS_ISI_Report_ProfilesNotMetrics_008.pdf. [Citado el 08/02/2019].
2. DORA (Declaration on Research Assessment), PARDAL-PELÁEZ B. Declaración de San Francisco sobre la evaluación de la investigación. Rev ORL. 2018 Dec 1;9(4):295. Disponible en: http://dx.doi.org/10.14201/orl.17845. [Citado el 08/02/2019].
3. Sociedad Otorrinolaringológica de Castilla y León, Cantabria y La Rioja. https://www.sociedadorl.com.
4. Ediciones Universidad de Salamanca. https://edicionesusal.com/.
5. Servicio de Producción e Innovación Digital de la Universidad de Salamanca. http://www.usal.es/produccion-e-innovacion-digital.

eISSN 2444-7986
DOI: https://doi.org/10.14201/orl.17868

ARTÍCULO ORIGINAL

CARCINOMA DE LABIO. NUESTRA EXPERIENCIA

Lip carcinoma. Our experience

Azor CARRERAS-ALCARAZ; Cristina IBÁÑEZ-MUÑOZ;
Marta ZABALETA-LÓPEZ; Pedro DÍAZ DE CERIO-CANDUELA

Rioja Salud. Hospital San Pedro. Servicio de Otorrinolaringología. Logroño. La Rioja.

Correspondencia: pdiazcerio@gmail.com

Fecha de recepción: 21 de febrero de 2018
Fecha de aceptación: 7 de marzo de 2018
Fecha de publicación: 9 de marzo de 2018
Fecha de publicación del fascículo: 15 de marzo de 2019

Conflicto de intereses: Los autores declaran no tener conflictos de intereses
Imágenes: Los autores declaran haber obtenido las imágenes con el permiso de los pacientes

RESUMEN: Introducción y objetivo: El carcinoma de labio es una de las neoplasias más frecuentes dentro de los tumores de cabeza y cuello. Presenta unos factores de riesgo bien definidos (exposición solar, tabaco, lesiones premalignas) y una frecuencia mayor en varones y de edad elevada. Las tasas de supervivencia son altas (mayores al 90% según las series) independientemente de la actitud terapéutica. Las opciones terapéuticas más comunes son la radioterapia externa, la braquiterapia y la cirugía con reconstrucción, manteniendo tasas de éxito similares entre si. Método: Revisamos los pacientes diagnosticados de carcinoma de labio en el Hospital San Pedro de Logroño entre los años 2012 y 2017 analizando los tratamientos realizados, la reconstrucción empleada y la supervivencia. Además, se ha realizado una revisión bibliográfica sistemática sobre el cáncer de labio en los principales buscadores médicos. Resultados: De un total de 13 pacientes intervenidos quirúrgicamente no ha habido ninguna baja enfermedad específica utilizando distintos procedimientos para su reconstrucción consiguiendo resultados estéticos y funcionales satisfactorios. Discusión: Según la bibliografía estudiada, el carcinoma de labio es una enfermedad frecuente que puede ser tratada con cirugía y reconstrucción preferiblemente. Se suele diagnosticar en estadios precoces con lo que la frecuencia de metástasis es baja y la mortalidad inferior al 2%. Conclusiones: Es frecuente que los pacientes diagnosticados de cáncer de labio sean valorados por distintas especialidades, creemos importante que la figura del otorrinolaringólogo se encargue del diagnóstico, tratamiento y seguimiento de dicha enfermedad por la visión global que la oncología de cabeza y cuello supone.

PALABRAS CLAVE: labio; cáncer; reconstrucción; supervivencia.

SUMMARY: Introduction and objective: Lip cancer is the most common type of cancer in head and neck tumors. The risk factors are well-defined (UV exposure, smoking, precancerous lesions), and affects mostly older men. The survival rate is high (more than 90 percent according to the scientific research) regardless of the treatment. The most frequently employed treatments include radiation, brachytherapy and surgery with reconstruction, obtaining similar results between them. Methods: We review all the patients diagnosed of lip cancer in San Pedro Hospital from 2012 to 2017, and analyze the treatments performed, the reconstruction technique used and the survival. Furthermore, we review the relevant literature about lip cancer in the main medical databases. Results: On the whole of the13 patients underwent surgery, there has not been any specific sick leave, using the different procedures for reconstructing, obtaining satisfactory aesthetic and functional results. Discussion: According to the revised bibliography, lip cancer is a common disease which can be treated preferably with surgery and reconstruction. It is diagnosed at early stages, so that the frequency of metastasis is low and its mortality rate below 2 percent. Conclusions: It is quite common that patients diagnosed with lip cancer may be assessed in several specialities. We believe that the figure of otorhinolaryngologists should make the diagnosis, treatment and follow-up of this disease due to the global vision that head and neck oncology needs.

KEYWORDS: lip; cancer; reconstruction; survival.

INTRODUCCIÓN

El cáncer del labio es uno de los subtipos de cáncer de cabeza y cuello más frecuente. El carcinoma de células escamosas es el tipo histológico más común [1]. A pesar de englobarse dentro de los tumores de la cavidad oral, según *American Joint Committee on Cancer*, el carcinoma del labio muestra unas características epidemiológicas, diagnósticas y pronosticas distintas, que hace que pueda ser derivado a diversas especialidades. Se suele presentar con mayor frecuencia en pacientes de edad avanzada [2] y con una incidencia ligeramente superior en varones de 2-3 a 1 [3], aunque la tendencia está variando progresivamente. Presenta unos factores de riesgo bien definidos, entre los que se encuentran el tabaco, la exposición solar y determinadas lesiones premalignas como la queilitis actínica, la eritroplasia de Queyrat, lesiones liquenoides crónicas, el lupus crónico o la radiodermitis [4]. La histología más frecuente es el carcinoma epidermoide (células escamosas), seguido por el carcinoma basocelular (más frecuente en la zona de piel y bermellón del labio) [5]. Aunque el tratamiento estándar es la cirugía con reconstrucción del defecto para preservar las funciones del labio, se contemplan otros tratamientos como la administración de radioterapia externa o la braquiterapia con resultados similares [6,7]

MATERIAL Y MÉTODO

Se incluyen en el estudio todos los pacientes diagnosticados y tratados de carcinoma de labio del Hospital San Pedro desde el año 2012 hasta 2017 mediante un estudio retrospectivo observacional donde se han obtenido los datos demográficos de cada paciente así como los datos sobre su enfermedad y los controles posteriores revisando todas las historias clínicas de los pacientes incluidos en el estudio.

Paralelamente, se ha efectuado una búsqueda bibliográfica para realizar una revisión bibliográfica respecto a lo publicado sobre el cáncer de labio y sus determinantes.

Han sido excluidos todos aquellos pacientes cuyas historias clínicas no incluyeran toda la información necesaria o estuvieran pendientes de decisión terapéutica o tratamiento definitivo.

Los datos demográficos de cada paciente, así como todos los datos relacionados con el carcinoma de labio, como son la estadificación del carcinoma, el tipo de tratamiento realizado o la presencia o ausencia de recidiva son contemplados en este trabajo.

Todos estos datos fueron incluidos en una base de datos para posteriormente realizar el análisis estadístico con el programa estadístico *RCommander*.

RESULTADOS

El estudio incluye a 13 pacientes con una edad media de 73,7 años con una edad mínima de 60 años y una edad máxima de 85.

La población está formada por once hombres y dos mujeres lo que hace una proporción del 77% de varones, ligeramente superior a lo que se observa en la literatura.

Respecto al estadio tumoral, todos los pacientes fueron diagnosticados con un tamaño tumoral menor de 2cm (T1) y solo uno de ellos presentó metástasis cervicales sospechosas de malignidad en las pruebas de imagen, por lo que se le realizó un vaciamiento cervical ganglionar con resultado positivo para invasión por carcinoma y etiquetándose como un N1.

Respecto al tratamiento, se realizaron 3 exéresis simples (23%), 6 bermellectomías (46%), 1 resección en cuña (7,7%), 1 extirpación con reconstrucción de Karapandzic (7,7%) y 1 exéresis con RT adyuvante (7,7%).

El seguimiento medio es de 26,6 meses con un mínimo de 2,6 meses y un máximo de 60,13 meses (Figura 1).

No se ha presentado ninguna recidiva por lo que la tasa de recidiva y la tasa de mortalidad causa específica es de 0%.

Durante el seguimiento, fallecieron dos de los pacientes, uno por carcinoma de próstata y el otro por un segundo carcinoma epidermoide de lengua con progresión a orofaringe que precisó tratamiento con IMRT.

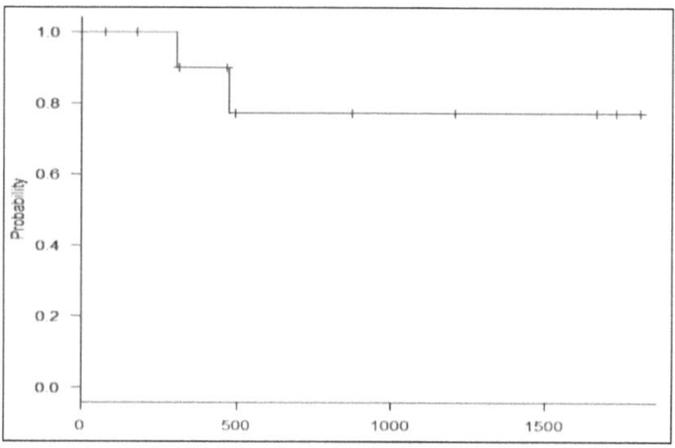

Figura 1: Seguimiento de los pacientes con carcinoma de labio.

DISCUSIÓN

El carcinoma de labio es un subtipo de cáncer de cabeza y cuello que presenta un comportamiento relativamente menos agresivo que otras neoplasias de cabeza y cuello, con una tasa de supervivencia elevada y una frecuencia de enfermedad metastásica relativamente baja. La proporción hombre mujer es de 2-3 a 1 y presenta unos factores de riesgo bien definidos (tabaco, exposición solar y determinadas enfermedades preneoplásicas). Además de la indispensable biopsia para el diagnóstico de la enfermedad, es necesario la utilización de pruebas de imagen para el diagnóstico de extensión. Las pruebas que se recomiendan en las guías clínicas son la realización de una tomografía de cuello y tórax (TC), aunque son cada vez más autores los que confían en la utilización de la tomografía por emisión de positrones (PET) para el diagnóstico de extensión. [1,8].

El tratamiento es habitualmente quirúrgico. En aquellos casos en los que se afecte menos del 25% de la superficie del labio inferior se puede realizar una exéresis en cuña con cierre simple del defecto. En cambio, los tumores de labio inferior que afectan a más de un 75% de la superficie del mismo requieren reconstrucciones más complejas, precisando la realización de colgajos de avance y rotación que garanticen el cierre del defecto y la preservación de las funciones de los labios junto con el mejor resultado estético posible [9-11]. Otros tratamientos que también están admitidos son la utilización de radioterapia externa o la administración de braquiterapia [12-14]. Si bien estos tratamientos pueden presentar resultados estéticos superiores según las series en tumores avanzados, la mayoría de los autores prefieren la cirugía con reconstrucción como primera estrategia terapéutica, reservando la radioterapia y la braquiterapia para las recidivas o persistencias de la enfermedad.

El carcinoma del labio presenta una incidencia relativamente más baja de metástasis linfática regional, por lo que existe controversia entre varios estudios retrospectivos de hacer o no una disección selectiva del cuello para un cN0 según las pruebas de imagen de extensión a distancia de la enfermedad. No se ha encontrado ningún estudio aleatorizado en la literatura, de tal modo que hay autores que abogan por la disección cervical y otros por el contrario, consideran está práctica un sobretratamiento. [15]

Es importante destacar el papel de las lesiones preneoplásicas en la aparición del carcinoma de labio y el papel preventivo que supone la eliminación de estas lesiones [16]. La queilitis actínica, la eritroplasia de Queyrat y otras lesiones de características no malignas pueden evolucionar con el tiempo a un carcinoma epidermoide de labio, de tal manera que el tratamiento precoz de dichas lesiones puede evitar su aparición. Por lo tanto, es importante el despistaje en las personas de edad avanzada y con factores de riesgo de estas lesiones premalignas.

Con todo ello, el carcinoma de labio presenta unas elevadas tasas de supervivencia, cercanas al 90% según las series. En nuestro estudio la supervivencia fue del 84,61 % con un seguimiento medio de 798 días, si bien la mortalidad causa específica fue del 0%, al no fallecer ningún paciente por el carcinoma de labio o por una complicación relacionada.

CONCLUSIONES

El carcinoma de labio es un tumor de cabeza y cuello relativamente frecuente, que afecta en mayor proporción a varones de edad avanzada, con altas tasas de supervivencia libre de enfermedad.

Existen factores de riesgo y lesiones preneoplásicas claramente establecidas que aumentan el riesgo de padecer un carcinoma de labio.

El tratamiento de elección es la cirugía seguida de reconstrucción para preservar en mayor medida las funciones de la cavidad oral y la estética facial.

BIBLIOGRAFÍA

1. Bhandari K, Wang DC, Li SC, Jiang BH, Guo YX, Koirala U et al. Primary cN0 lip squamous cell carcinoma and elective neck dissection: Systematic review and meta-analysis. Head Neck. 2015;37(9):1392-400.
1. Warnakulasuriya S. Living with oral cancer: epidemiology with particular reference to prevalence and life-style changes that influence survival. Oral Oncol. 2010;46(6):407-10.
2. Bota JP, Lyons AB, Carroll BT. Squamous Cell Carcinoma of the Lip-A Review of Squamous Cell Carcinogenesis of the Mucosal and Cutaneous Junction. Dermatol Surg. 2017;43(4):494-506.
3. Ben Slama L. Carcinoma of the lips. Rev Stomatol Chir Maxillofac. 2009;110(5):278-83.
4. Loh T, Rubin AG, Brian Jiang SI. Management of Mucosal Basal Cell Carcinoma of the Lip: An Update and Comprehensive Review of the Literature. Dermatol Surg. 2016;42(12):1313-9.
5. Delannes M, Rio E, Mirabel X, Brun T, Ducassou A, David I. Brachytherapy for cutaneous and lip carcinomas. Cancer Radiother. 2013;17(2):136-9.
6. GEC Mazeron JJ, Ardiet JM, Haie-Méder C, Kovács G, Levendag P, Peiffert D, et al. ESTRO recommendations for brachytherapy for head and

neck squamous cell carcinomas. Radiother Oncol. 2009;91(2):150-6.

7. Cheng A, Schmidt BL. Management of the N0 neck in oral squamous cell carcinoma. Oral Maxillofac Surg Clin North Am. 2008;20(3):477-97.
8. Diaz-De-Cerio-Canduela P, Omedes-Sancho S. Extirpación de carcinoma de labio inferior y reconstrucción mediante colgajo de Karapandzic. Descripción de un caso. Revista ORL [Internet]. 19 Oct 2017 [citado 19 Oct 2017]; 0(0): 4p. Disponible en: http://revistas.usal.es/index.php/2444-7986/article/view/17081
9. Lubek JE, Ord RA. Lip reconstruction. Oral Maxillofac Surg Clin North Am. 2013;25(2):203-14.
10. Urushidate S, Yokoi K, Higuma Y, Mikami M, Watanabe Y, Saito M, et al. New way to raise the V-Y advancement flap for reconstruction of the lower lip: bipedicled orbicularis oris musculocutaneous flap technique. J Plast Surg Hand Surg. 2011;45(2):66-71.
11. Vavassori A, Gherardi F, Colangione SP, Fodor C, Cattani F, Lazzari R et al. High-dose-rate interstitial brachytherapy in early stage buccal mucosa and lip cancer: report on 12 consecutive patients and review of the literature. Tumori. 2012;98(4):471-7.
12. Delannes M, Rio E, Mirabel X, Brun T, Ducassou A, David I. Brachytherapy for cutaneous and lip carcinomas. Cancer Radiother. 2013;17(2):136-9.
13. Mazeron JJ, Ardiet JM, Haie-Méder C, Kovács G, Levendag P, Peiffert D et al. GEC-ESTRO recommendations for brachytherapy for head and neck squamous cell carcinomas. Radiother Oncol. 2009;91(2):150-6.
14. Chone CT, Magalhes RS, Etchehebere E, Camargo E, Altemani A, Crespo AN. Predictive value of sentinel node biopsy in head and neck cancer. Acta Otolaryngol. 2008;128(8):920-4.
15. Macey R, Walsh T, Brocklehurst P, Kerr AR, Liu JL, Lingen MW et al. Diagnostic tests for oral cancer and potentially malignant disorders in patients presenting with clinically evident lesions. Cochrane Database Syst Rev. 2015;29;(5):CD010276.

eISSN 2444-7986
DOI: https://doi.org/10.14201/orl.18194

ARTÍCULO ORIGINAL

DISEÑO Y DESARROLLO DE UNA APLICACIÓN PARA DISPOSITIVOS MÓVILES PARA EL SEGUIMIENTO Y CONTROL DE LA ENFERMEDAD DE MÉNIÈRE

Design and development of a mobile app for Ménière disease patients

Jorge REY-MARTÍNEZ[1]; Juan Manuel ESPINOSA-SÁNCHEZ[2]

[1] *Departamento de Otorrinolaringología. Hospital Universitario Donostia. San Sebastián. España.*
[2] *Servicio de Otorrinolaringología. Hospital Universitario Virgen de las Nieves. Granada. España.*
Correspondencia: bendermh@hotmail.com

Fecha de recepción: 16 de abril de 2018
Fecha de aceptación: 21 de abril de 2018
Fecha de publicación: 23 de abril de 2018
Fecha de publicación del fascículo: 15 de marzo de 2019

Conflicto de intereses: Los autores declaran no tener conflictos de intereses
Imágenes: Los autores declaran haber obtenido las imágenes con el permiso de los pacientes

RESUMEN: Introducción y objetivo: La aplicación de las tecnologías de la información y la comunicación al cuidado de la salud está contribuyendo a una verdadera revolución en la asistencia sanitaria. La medicina actual se está beneficiando del rápido y extraordinario desarrollo tecnológico de los teléfonos móviles «inteligentes» y tabletas. La medicina móvil *(mHealth)* permite, entre otras ventajas, una mejor monitorización de la sintomatología de los pacientes. Esto no solo facilita su seguimiento clínico, mejorando la atención, sino que contribuye a que los pacientes sean corresponsables de su propia salud, todo lo cual ha de contribuir a mejorar su calidad de vida. Las aplicaciones informáticas diseñadas específicamente para estos dispositivos *(app)* son especialmente útiles para monitorizar enfermedades crónicas, como lo es la enfermedad de Ménière. Método: En este trabajo se expone el proceso de diseño, desarrollo y publicación de una aplicación denominada «Ménière» destinada a ayudar a los pacientes y sus médicos al control y seguimiento diario de esta enfermedad. Resultados: La aplicación se desarrolló para sistema operativo iOS empleando el entorno de desarrollo integrado Xcode 8.0 y utilizando Swift y Objective-C como lenguajes de programación. Se prestó especial atención a la privacidad, seguridad, usabilidad, veracidad y transparencia. Conclusiones: Esta aplicación proporciona al paciente una herramienta completa y versátil para monitorizar sus síntomas.

PALABRAS CLAVE: Enfermedad de Ménière; aplicación para dispositivo móvil; app; software, mHealth; audición; acúfeno.

SUMMARY: Introduction and objective: The application of information and communication technologies to health care is contributing to a real revolution in health care field. Current medicine is benefiting from the rapid and extraordinary technological development of "smart" mobile phones and tablets. The mobile medicine (mHealth) allows, among other advantages, a better monitoring and tracking of the symptomatology of the patients. This fact not only facilitates the clinical follow-up, improving care, but also helps patients to be jointly responsible for their own health, contributing to improve their quality of life. Computer applications designed specifically for these devices (apps) are especially useful for monitoring chronic diseases, such as Ménière's disease. Method: In this work, the process of design, development and publication of an app called "Ménière" is detailed, this app is designed to help patients and their doctors to track and follow this disease. Results: The app was developed for the iOS operating system using the Xcode software development kit, using Swift and Objective-C as programming languages. Special attention was paid to privacy, security, usability, veracity and transparency. Conclusions: This application provides the patient with a complete and versatile tool to monitor their symptoms.

KEYWORDS: Ménière disease; hydrops; app; software; mHealth; hearing; tinnitus.

INTRODUCCIÓN

Desde su introducción por Apple en 2007, los teléfonos móviles «inteligentes» en su diseño actual han pasado a formar parte del día a día de la mayoría de nosotros. Mucho más allá de su uso como teléfono estos dispositivos permiten a los usuarios una amplia gama de recursos de computación y comunicación hasta entonces exclusivos de los ordenadores personales. A estas características técnicas hay que añadirles lógicamente las propiamente aportadas por los teléfonos, su capacidad de movilidad y su uso intuitivo. Quizás por estos o por otros motivos hemos vivido sin duda una increíble difusión de estos dispositivos que han logrado además incorporarse o ayudarnos a realizar muchas de nuestras tareas cotidianas.

Las actividades sanitarias no se han escapado del uso de estas tecnologías para su supuesto beneficio propio y en este sentido en los últimos años ha surgido toda una corriente tecnológica que aúna sanidad y tecnología móvil, denominada «medicina móvil» *(mHealth)* [1, 2], que en realidad es una rama de la «medicina electrónica» *(eHealth)*.

La enfermedad de Ménière (EM) es un trastorno crónico del oído interno caracterizado por episodios recurrentes de vértigo espontáneo, de entre 20 minutos y 12 horas de duración, asociados a hipoacusia neurosensorial fluctuante, acúfenos y taponamiento ótico [3]. Los síntomas auditivos a menudo son unilaterales, aunque en un 20% a 46% la enfermedad puede afectar a ambos oídos. En un 5% a15% de los pacientes existe una historia familiar.

La etiología es desconocida, aunque se sospecha una base genética o autoinmune que junto con factores medioambientales condicionarían la aparición de un hydrops endolinfático, que sería el substrato anatomopatológico de la EM.

El diagnóstico de EM es clínico, conforme a los criterios establecidos por el Comité de Clasificación de la *Bárány Society* [4]. La enfermedad muestra heterogeneidad clínica, habiéndose descrito recientemente 10 subtipos o variantes clínicas de EM [5, 6], este hecho hace que la caracterización clínica de los síntomas que experimenta el paciente con EM sean la pieza clave en su diagnóstico y control.

El propósito del presente artículo es el de detallar y discutir el proceso de diseño, desarrollo y publicación de una aplicación para dispositivos móviles llamada *«Ménière»* para la asistencia de los pacientes con EM en el control y seguimiento diario de su enfermedad.

MATERIAL Y MÉTODO

La aplicación *Ménière* se desarrolló por los autores de este artículo empleando el programa de desarrollo de aplicaciones para sistema operativo iOS (Apple Inc. Cupertino, CA. EE. UU.) Xcode versión 8.0 (Apple Inc. Cupertino, CA. EE. UU.) empleando *Swift* y *Objective-C* como lenguajes de programación. El proceso de diseño y programación se realizó a lo largo de los tres últimos meses del año 2016 y el primer mes de 2017. Como motor de la base de datos de esta aplicación se empleó el sistema Core Data (Apple Inc. Cupertino, CA. EE. UU.).

RESULTADOS

Diseño general de la interfaz de usuario

El diseño de la aplicación se estableció en torno a una serie de pantallas navegables donde cada una de las funciones de la aplicación son llevadas a cabo. En la Figura 1 se muestran estas pantallas principales que se describen a continuación.

- Pantalla de bienvenida (Figura 1 A): Pantalla de inicio por defecto de la aplicación, en ella se solicita la contraseña alfanumérica o biométrica, mediante huella dactilar, para acceder a la agenda de eventos del paciente.
- Pantalla de agenda (Figura 1 B): A través de ella se muestra el calendario donde aparecen marcados los días que ha habido eventos relacionados con la EM, en ella aparecen las acciones fundamentales a realizar en la agenda: consultar los eventos guardados, añadir los eventos y la creación de un informe con los eventos de cada mes. Cada una de estas acciones es controlada por su pantalla correspondiente.
- Pantalla de Información (Figura 1C): En ella se muestra una pequeña guía de información acerca de la EM, su definición actual, sus síntomas, diagnóstico, tratamiento y hábitos de vida recomendados para el paciente con EM [3-6].

A
Acceso
MÉNIÈRE
ACCESO: MI MÉNIÈRE
Para proteger sus datos esta sección está protegida por contraseña.
Escriba su contraseña y entre.
ACCESO
Nueva Contraseña
Acceso Touch ID
B
Acceso
Calendario de eventos
marzo, 2018
Nuevo Evento
Ver Selección
Informe Mensual
Volver a Hoy
Eventos este mes: 5
C
Sobre Ménière
¿Cómo de frecuente es la EM?
Aunque la EM se considera la tercera causa más común de vértigo después de vértigo posicional paroxístico benigno y migraña vestibular, está considerada como una enfermedad rara. En los Estados Unidos, se calcula que aproximadamente 615.000 personas están diagnosticadas de enfermedad de Ménière y que 45.500 nuevos casos son diagnosticados cada año.
La EM comúnmente comienza entre 30 y 50 años de edad, y afectanda con mayor frecuencia a las mujeres. Los dos oídos se afectan en el 25-40% de los enfermos. Si la enfermedad se encuentra en pacientes de la misma familia en una o dos generaciones anteriores, se considera EM familiar.
La migraña y las enfermedades autoinmunes (lupus eritematoso
D
Algunas Utilidades
Diario Auditivo
Vertical Subjetiva
Buenos Hábitos
¡Puntúame!

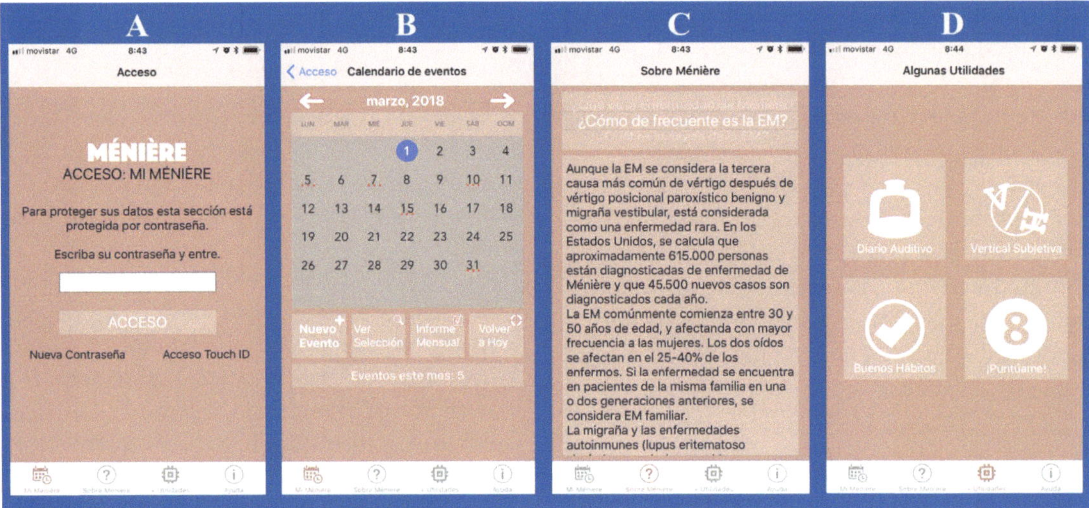

Figura 1. Pantallas principales de la aplicación *Ménière*. A: Pantalla de bienvenida protegida por contraseña alfanumérica o biométrica. B: Pantalla de eventos relacionados con la enfermedad de Ménière. C: Pantalla de información sobre la enfermedad de Ménière. D: Pantalla de utilidades para el control y seguimiento de la enfermedad de Ménière. Las pantallas mostradas han sido tomadas de la aplicación *Ménière* ejecutándose en un iPhone modelo 8.

- Pantalla de utilidades (Figura 1D): En esta pantalla se encuentran disponibles una serie de recursos informáticos que pueden ser de utilidad para el paciente con EM, parte de ellos han sido creados específicamente para esta aplicación como el diario auditivo y otros son recursos externos a la aplicación.
- Pantalla de ayuda y créditos: En esta sección se presenta la guía de uso de la aplicación y se incluye la información sobre de los diseñadores, los propietarios de la aplicación y las librerías de código informático externas utilizadas en la aplicación, estas bibliotecas se usaron en la creación del calendario y de los gráficos del informe mensual.
- De entre estas pantallas aquí resumidas detallaremos lo referente al diseño y funcionamiento de las pantallas de agenda de eventos y el diario auditivo, por ser las más específicamente relacionadas con el control de la EM.

Pantalla de eventos relacionados con la enfermedad de Ménière (Figuras 1B, 2A y 2B)

La acción principal que el usuario puede llevar a cabo en esta aplicación es el registro de eventos relacionados con la EM al cual se accede a través de la agenda incorporada en esta aplicación. Esta acción se permite realizar únicamente una vez al día y únicamente se puede añadir una acción en el día actual, no permitiéndose añadir acciones a otros días que no sean el actual. Con este método se pretendió que cada evento fuese un resumen de los hechos acontecidos a lo largo de ese día que el paciente relacione con su enfermedad, de modo análogo al proceso de escribir un diario en el cual al final del día se recogen en éste los eventos fundamentales del día.

La pantalla para añadir los efectos diarios de la enfermedad consta de dos secciones principales, una sección de síntomas agudos (Figura 2A) donde se recogen los principales síntomas relacionados con la crisis de EM, para muchos de ellos se establece el nivel de intensidad de estos a través de una sencilla escala analógica visual de intensidad. Hay dos síntomas agudos fundamentales siguiendo los criterios de la sociedad Bárány [4] para el diagnóstico de la enfermedad de Ménière que son el vértigo y los síntomas auditivos, así como una serie de síntomas asociados: inestabilidad, náuseas, dolor de cabeza, fotofobia, etc. Estos síntomas, además de valorarse en cuanto a su presencia e intensidad, son también estudiados en cuanto a los posibles desencadenantes ambientales que los han supuestamente producido o a los que el sujeto cree asociados. Se establecieron como desencadenantes el clima, el sueño, la actividad física, la alimentación, la cafeína, el alcohol y el tabaco.

Junto con estos síntomas agudos existen también disponibles para cada nuevo grupo de eventos un conjunto de «síntomas residuales» en el que se agrupan síntomas que el paciente puede experimentar no de manera aguda, sino de manera crónica o de forma persistente entre las crisis agudas. Estos síntomas son: mareo, inestabilidad, visión borrosa y presión cefálica. Para recoger la intensidad de estos síntomas crónicos se empleó una modificación de la escala de discapacidad para pacientes con alteraciones vestibulares desarrollada por Shepard [7]. Estos síntomas crónicos conforman la segunda sección de la pantalla añadir un nuevo episodio.

Además de poder añadir un evento cada día, el sujeto puede crear informes mensuales con los datos de los eventos acontecidos en cada mes. Estos informes resumen de manera gráfica y mediante análisis estadístico descriptivo y de agrupación los principales ítems presentes en cada evento (Figura 2B). Los informes generados para cada mes pueden ser enviados a voluntad del usuario siguiendo el método estándar para compartir archivos de imagen y texto presentes en el sistema operativo iOS.

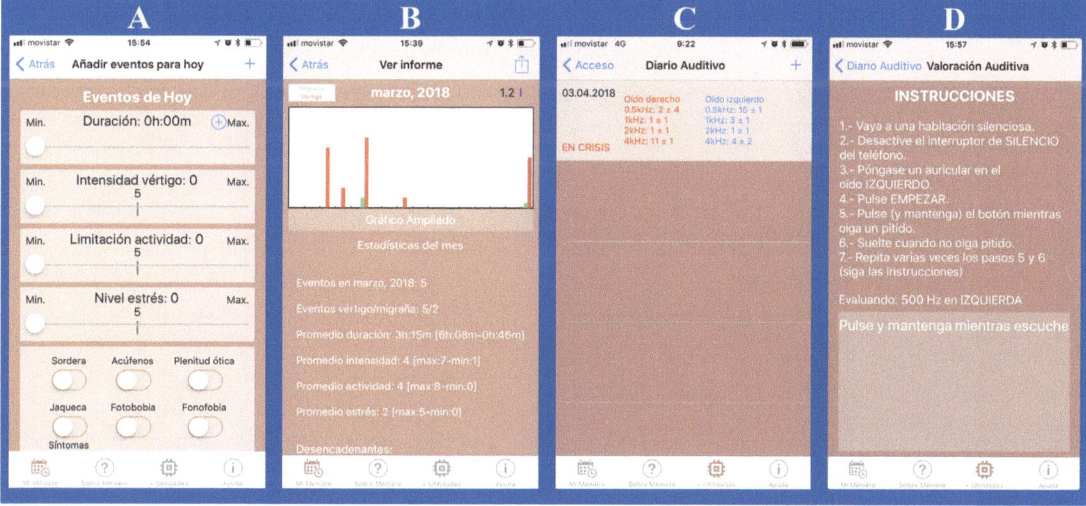

Figura 2. Pantallas de las herramientas de seguimiento. Se muestran en las pantallas A y B las pantallas correspondientes al seguimiento de las crisis y eventos relacionados con la enfermedad de Ménière. La pantalla A muestra la interfaz de introducción de las características agudas de las crisis para el día actual y la pantalla B muestra el informe gráfico y estadístico de las crisis que han aparecido durante un mes. La presencia de barras rojas significa días con crisis y la altura de la barra indica su intensidad general, las barras rojas muestran los días que ha habido síntomas migrañosos y su intensidad. Las pantallas C y D muestran el funcionamiento del diario auditivo. En la pantalla C se muestran los niveles auditivos obtenidos en los diferentes controles y en la pantalla D se muestra la interface de auto-prueba de audición basada en el método de von Békésy. Las pantallas mostradas han sido tomadas de la aplicación *Ménière* ejecutándose en un iPhone modelo 8.

Pantalla de diario auditivo (Figuras 2C y 2D)

Para ayudar a llevar un control aproximado de los niveles auditivos del paciente se realizó un diseño de prueba auditiva, sin validez clínica contrastada, basada en el método de «autoaudiometría» sugerido por von Békésy [8]. En el método desarrollado, un sintetizador de tonos puros emite una señal sonora continua de nivel sonoro ascendente hasta que el sujeto empieza a oírla a través del auricular de inserción que se ha puesto en uno de sus oídos, en ese momento el sujeto presiona un botón que hace que el sintetizador empiece a descender el nivel sonoro de la señal (Figura 2D), cuando el sujeto deje de escuchar el sonido debe soltar el botón, momento en el cual el sintetizador comienza a subir de nuevo el nivel sonoro de la señal, esta operación se repetirá tres veces para cada frecuencia, las frecuencias de estímulo sonoro empleadas son: 500 Hz, 1000 Hz, 2000 Hz y 4000 Hz. Estas frecuencias se miden para los dos oídos en cada sesión. Cuando la sesión de medición finaliza, la aplicación calcula el promedio de los tres intentos para cada frecuencia y muestra el resultado (Figura 2C).

Como sintetizador de sonido se emplearon exactamente los mismos ficheros con las clases escritas en *Objective-C* que controlan el sintetizador de sonido de la aplicación *AudCal* (Jorge Rey Martínez. España), que ha sido validada frente a los audiómetros de uso clínico mediante ensayo clínico controlado [9].

Filosofía de diseño

A la hora de diseñar una aplicación pensada para ser usada por pacientes en su día a día se establecieron una serie de criterios o principios de diseño sobre los que descansa toda la aplicación, estos son: privacidad, seguridad, usabilidad, veracidad y transparencia.

Privacidad y seguridad

Si en general cualquier dato acerca del estado de salud de las personas ha de ser tratado con la máxima confidencialidad posible, a los diseñadores de esta aplicación les pareció especialmente importante la privacidad de los datos referentes a las crisis de vértigo que presentan los pacientes con enfermedad de Ménière. Así, aparte de los sistemas de control y privacidad que brinda el sistema operativo iOS por defecto, se añadieron una serie de medidas para incrementar los niveles de estos conceptos para esta aplicación:

- Se decidió no usar ningún servidor externo para preservar la información de cada usuario exclusivamente en su teléfono sin tener que recurrir a accesos y alojamientos en servidores de terceros que el usuario no controla, al menos al mismo nivel que su propio teléfono o tableta.
- Cada vez que la aplicación entra en segundo plano esta se cierra y al volver a activarse siempre lo hace en la pantalla de bienvenida.
- Tanto la pantalla de bienvenida como el acceso a la agenda y el acceso al diario auditivo están siempre, en cada nuevo acceso a la aplicación, protegidos por contraseña alfanumérica o biométrica.
- La base de datos está diseñada como un objeto del sistema de base de datos incluido por defecto en iOS *(Core Data)* participando así de las cualidades de protección y acceso que este sistema brinda, actualizándose además con futuras versiones del sistema operativo.
- Únicamente el usuario es quien decide y controla cuando, como y a quien se le envían sus informes mensuales.

Usabilidad, veracidad y transparencia

La aplicación cuenta con un diseño conforme a las líneas de usabilidad de aplicaciones recomendada por Apple para las aplicaciones de sus dispositivos *(Human interface guidelines: https://developer.apple.com/design/)*. Además de estos criterios se contó para el diseño gráfico de la aplicación con una diseñadora profesional que se encargó de hacer una interface visualmente elegante a la vez que amistosa (Figuras 1 y 2).

De igual forma, para la versión en inglés se contó con un colaborador nativo de esta lengua que se encargó de revisar y corregir todos los textos de la aplicación para este idioma.

El contenido médico fue revisado por tres colaboradores médicos externos (especialistas en otorrinolaringología con especial dedicación y experiencia en el ámbito de la otoneurología). Los conceptos médicos incluidos en el diseño de la aplicación han tratado siempre de estar en consonancia con las publicaciones científicas y consensos actuales sobre la EM y sus circunstancias [3-9].

Igualmente, a lo largo del proceso de desarrollo de la aplicación se contó siempre con las impresiones de uso de varios pacientes diagnosticados de EM que nos permitieron comprobar y monitorizar si nuestro trabajo estaba cumpliendo con sus supuestas finalidades, esto nos permitió contar con una valoración de primera mano en cuanto a conocer lo más objetivamente posible el grado de sencillez y utilidad de nuestra aplicación por parte de los usuarios finales.

Como comentamos anteriormente, se limitó el número de eventos a uno al día, siendo además únicamente editable el día actual.

Toda la información acerca de los autores, colaboradores y principales referencias se encuentran incluidas en la pantalla de información de la propia aplicación.

DISCUSIÓN

La aplicación *Ménière* fue publicada en la *App Store* para dispositivos iOS a principios de 2017 tras haber conseguido implementar todas las funciones descritas en el apartado de material y métodos y pasado la revisión pertinente por parte de Apple previa a la publicación de cualquier aplicación en su *App Store*. Actualmente (marzo de 2018) se puede consultar y descargar la aplicación a través del enlace: https://itunes.apple.com/es/app/Ménière/id1168430727?mt=8. La adaptación en versión para Android está en fase de finalización.

La aplicación *Ménière* permite que el propio paciente pueda monitorizar la evolución de sus síntomas, haciéndose corresponsable de su salud. Igualmente, proporciona al médico especialista, a modo de calendario de vértigo, información detallada sobre la frecuencia, intensidad y duración de las crisis de vértigo junto con la presencia o no de otros síntomas acompañantes. Esta información es valiosísima, pues la EM exhibe un cuadro clínico bastante heterogéneo y no siempre es fácil el diagnóstico diferencial con otros trastornos que también ocasionan un síndrome vestibular episódico. Del mismo modo, posibilita evaluar la respuesta a un determinado tratamiento.

Como se describía en el apartado anterior, en el diseño de la aplicación se han primado una serie de cualidades en el diseño: privacidad, seguridad, usabilidad, veracidad y transparencia. Un diseño centrado en estas cualidades hace que la aplicación sea particular en cuanto a su uso y capacidades. El primer error de diseño que queríamos evitar era caer en una aplicación diseñada pensando en el profesional médico, aunque hemos intentado preservar la veracidad y transparencia que creemos que deben estar inequívocamente presentes en cualquier aplicación de salud o médica (aunque esta sea no profesional), no hemos querido hacer una aplicación compleja basada en conceptos médicos abstractos y con la jerga propia de la medicina, esto haría una aplicación muy técnica pero pensamos que también muy fría y distante para los pacientes que posiblemente terminarían no usando. Mantener este equilibrio de cercanía para el usuario y rigor médico no es sencillo y pensamos que para ello ha sido imprescindible contar con pacientes que a través de la Asociación Española de Enfermos con Enfermedad de Ménière (ASMES) voluntariamente han estado presentes a lo largo de todo el proceso de diseño y desarrollo haciéndolos llegar sus sugerencias y validando el uso amistoso de nuestra aplicación.

Otra peculiar característica presente en nuestra aplicación es la finalidad no investigadora ni económica que ésta tiene, el único beneficio que hay detrás de esta aplicación es de intentar contribuir a mejorar la calidad de vida de los pacientes. Si bien existen otras aplicaciones en el mercado actual, éstas han sido publicadas por instituciones privadas o por universidades con fines investigadores [7]. En nuestro caso quisimos que el paciente y su salud fueran los únicos beneficiarios de la aplicación.

Dentro de las anteriores cualidades en el proceso de diseño fue crítico de esta aplicación el establecer la base de datos físicamente en el propio teléfono o en hacerlo en un servidor interno, los diseñadores pensamos que difícilmente se puede lograr una aplicación controlada exclusivamente por los propios pacientes y alojarla en un servidor externo. Una base de datos local aporta una serie de limitaciones, como la difícil recuperación de los datos en caso de pérdida, por ejemplo, pero pensamos que es la mejor manera de conseguir una privacidad máxima para cada usuario.

En el desarrollo de la aplicación, hubo un punto que empeoraba ligeramente la experiencia de usuario, que fue la limitación de acceso por contraseña a la agenda de eventos y al diario auditivo. Como detallamos en material y métodos, este control se realiza no solo en el primer inicio de la aplicación, sino cada vez que ésta se recupera de un segundo plano, esta pequeña traba está en parte minimizada por el hecho de que el control de acceso basado en huella dactilar simplifica enormemente la tarea de tener que tener que teclear varias veces la contraseña según se use la aplicación.

Un aspecto innovador de esta aplicación es el control audiométrico incluido en ella. Cuando diseñamos la aplicación nos pareció un elemento llamativamente carente en otras aplicaciones, teniendo en cuenta que las aplicaciones auditivas han sido una de las primeras aplicaciones que aparecieron en la medicina aplicada a la *mHealth*, que quizás si esperamos que pueda arrojar algo de luz en futuras investigaciones sobre la EM.

Como ya hemos puesto de manifiesto en anteriores ocasiones [6], quizás el principal problema que nos ha traído toda la explosión de la medicina móvil es la falta de una legislación o entidades reguladoras que sirvan de guía y control de calidad entre la enorme cantidad de aplicaciones con fines supuestamente sanitarios que existen en la actualidad. La legislación y organismos controladores actuales como la *Food and Drug Administration* (FDA) americana, el marcado CE de la Comunidad Europea o la Agencia Española del Medicamento y Productos Sanitarios (AEMPS) han centrado sus esfuerzos en establecer los criterios y regulaciones aplicables a los productos sanitarios. Estrictamente hablando son los medios que a través de un soporte informático se emplea para diagnosticar, tratar o prevenir las enfermedades, centrándose en estas aplicaciones han dejado un vacío donde se encuentran una gran cantidad de aplicaciones para las que no existe ningún tipo de control por carecer de (o no ser tan evidente) este efecto diagnóstico, terapéutico o preventivo pero que sin embargo si son empleadas y demandados por la sociedad tecnológica actual.

CONCLUSIONES

Como principal limitación del presente trabajo resaltamos que éste es un artículo de carácter esencialmente teórico y descriptivo, pues no se ha realizado ningún control clínico o experimento material que confirme o desmienta las hipótesis y procesos aquí explicados. Es por tanto el único afán de este artículo el de trasladar al lector curioso los planteamientos y estrategias que se han desarrollado en el proceso de creación y publicación de una aplicación móvil dirigida a personas diagnosticadas de enfermedad de Ménière. Futuras investigaciones han de analizar la seguridad, privacidad, usabilidad de la aplicación y la satisfacción del paciente con ella.

AGRADECIMIENTOS

Los autores de este artículo quieren muy sinceramente agradecer la desinteresada labor de las personas que han colaborado activamente en la creación de la aplicación *Ménière*: Mark Jackson, Marina González Llorca, Eva Perendreu, José Antonio López Escámez, Ángel Batuecas Caletrío, Nicolás Pérez Fernández y a la Asociación Síndrome de Ménière España (ASMES).

DECLARACIÓN DE INTERESES

Los autores de este artículo son los diseñadores, desarrolladores y propietarios de la aplicación *Ménière*. Los derechos (y posibles beneficios) de distribución y gestión de la aplicación han sido cedidos desinteresadamente por dichos autores en favor de la Asociación Síndrome de Ménière España (ASMES).

BIBLIOGRAFÍA

1. Sama PR, Eapen ZJ, Weinfurt KP, Shah BR, Schulman KA. An evaluation of mobile health application tools. JMIR Mhealth Uhealth. 2014;2:e19.
2. Becker S, Miron-Shatz T, Schumacher N, Krocza J, Diamantidis C, Albrecht UV. mHealth 2.0: experiences, possibilities, and perspectives. JMIR Mhealth Uhealth. 2014;2:e24.
3. Espinosa-Sánchez JM, López-Escámez JA. Ménière's disease. Handb Clin Neurol. 2016;137:257-77.
4. López-Escámez JA, Carey J, Chung WH, Goebel JA, Magnusson M, Mandalà M, et al. Diagnostic criteria for Menière's disease. J Vestib Res. 2015;25(1):1-7.
5. Frejo L, Soto-Varela A, Santos-Pérez S, Aran I, Batuecas-Caletrío A, Pérez-Guillen V, et al. Clinical Subgroups in Bilateral Ménière Disease. Front Neurol. 2016;24.7:182.
6. Frejo L, Martin-Sanz E, Teggi R, Trinidad G, Soto-Varela A, Santos-Perez S, et al. Extended phenotype and clinical subgroups in unilateral Ménière disease: A cross-sectional study with cluster analysis. Clin Otolaryngol. 2017;42(6):1172-80.
7. Shepard NT, Telian SA, Smith-Wheelock M. Habituation and balance retraining therapy. A retrospective review. Neurol Clin. 1990;8(2):459-75.
8. Békésy G. A New Audiometer. Acta Otolaryngol. 2009;35(5-6):411-22.
9. Larrosa F, Rama-López J, Benítez J, Morales JM, Martínez A, Alañón MA, et al. Development and evaluation of an audiology app for iPhone/iPad mobile devices. Acta Otolaryngol. 2015;135(11):1119-27.
10. Schmidt W, Sarran C, Ronan N, Barrett G, Whinney DJ, Fleming LE, et al. The Weather and Ménière's Disease: A Longitudinal Analysis in the UK. Otol Neurotol. 2017;38(2):225-33.

eISSN 2444-7986
DOI: https://doi.org/10.14201/orl.17894

ARTÍCULO ORIGINAL

VALORES DE NORMALIDAD DEL VHIT EN NIÑOS

Normal values of vHIT in children

Pablo MELGAREJO-MORENO; Javier GALINDO-ORTEGO; Fares GHANI; Begoña GARCIA-GONZALEZ; Montserrat BORRAS-PERERA; Patricia BELLERA-VILAR; Carla MORENO-GALINDO

Hospital Universitario Santa María de Lleida. Servicio de ORL. Lérida. España.

Correspondencia: pmelgarejo3@gmail.com

Fecha de recepción: 26 de febrero de 2018
Fecha de aceptación: 23 de abril de 2018
Fecha de publicación: 26 de abril de 2018
Fecha de publicación del fascículo: 15 de marzo de 2019

Conflicto de intereses: Los autores declaran no tener conflictos de intereses
Imágenes: Los autores declaran haber obtenido las imágenes con el permiso de los pacientes

RESUMEN: Introducción y objetivo: La prueba del impulso cefálico, descrita en 1988 por Curthoys y Halmagyi, tiene como objeto el estudio del reflejo vestíbulo-ocular. Los actuales dispositivos reducen el estrés de los pacientes al realizar la prueba lo cual es muy importante en niños. Objetivo de este estudio es determinar si los valores de normalidad del vHIT son los mismos en el adulto que en los niños. Método: Se realiza un estudio prospectivo en 50 niños que acuden a consultas de ORL del Hospital Universitario Santa María de Lleida entre Enero y Junio de 2017. Se seleccionan niños que acuden a consulta de ORL por otras causas no relacionadas con trastornos del equilibrio de edades entre 5 y 12 años. Resultados: Los resultados muestran una ganancia media en canales semicirculares horizontales de 0,9 con una desviación standard de 0,08. Discusión: Los resultados obtenidos en nuestro estudio en niños son similares a los obtenidos en la población en general. Los estudios previos se consideran valores de normalidad las ganancias de 0,87 con una desviación standard de 0,10 y estableciendo unos valores patológicos menores de 0,8.El vHIT es una herramienta de evaluación fácil y sensible para evaluar la función vestibular en niños y se debe utilizar como una prueba estándar en la evaluación vestibular pediátrica. Conclusiones: En nuestra opinión el estudio mediante el vHIT es una prueba relativamente fácil de realizar en niños y que en nuestro estudio los resultados sugieren que los valores de normalidad en niños son similares a los de la población.

PALABRAS CLAVE: vértigo; niños; vHIT; canal semicircular horizontal; equilibrio; vestibular.

SUMMARY: Introduction and objective:The cephalic impulse test, described in 1988 by Curthoys and Halmagyi, aims to study the vestibulo-ocular reflex. The current devices reduce the stress of patients when performing the test which is very important in children. The aim of this study is to determine if the normal values of vHIT are the same in adults as in children. Method: A prospective study was carried out on 50 children who attended ENT's office at the Santa Maria de Lleida University Hospital between January and June 2017. Children attending ENT's office were selected for other causes not related to disturbances of balance between the 5-year age and 12 years. Results: The results show an average gain in horizontal semicircular canals of 0.9 with a standard deviation of 0.08. Discussion: The results obtained in our study in children are similar to those obtained in the general population. Previous studies are considered values of normality gains of 0.87 with a standard deviation of 0.10 and establishing pathological values of less than 0.8. The vHIT is an easy and sensitive assessment tool to evaluate vestibular function in children and the vHIT should be used as a standard test in the paediatric vestibular evaluation. Conclusions: In our opinion, the study through the vHIT is a relatively easy test to perform in children and in our study the results suggest that normal values in children are similar to the population.

KEYWORDS: vertigo; children; vHIT; horizontal semicircular canal; balance; vestibular.

INTRODUCCIÓN

El vértigo es un motivo de consulta relativamente poco común en niños con un 5% aproximadamente de pacientes pediátricos que se quejan de este síntoma. Aunque las causas del vértigo han sido bien establecidas en adultos, los diagnósticos en niños no han sido bien descritos [1]. La prueba del impulso cefálico, descrita en 1988 por Curthoys y Halmagyi, tiene como objeto el estudio del reflejo vestíbulo-ocular (RVO). Los últimos dispositivos reducen el estrés de los pacientes al realizar la prueba lo que es muy importante en niños. El vHIT *(Video Head Impulse Test)* es la primera prueba vestibular para evaluar los seis canales semicirculares. Esta prueba tiene ventajas sobre la silla giratoria y las pruebas calóricas en la evaluación de niños, ya que no requiere oscuridad que provoque miedo o provocación de episodios de vértigo. La ganancia de RVO aumenta rápidamente hasta alrededor de los 6 años (con variación entre canales) [2]. En la literatura revisada no hemos encontrado estudios sobre las ganancias en las mediciones del vHIT en niños sanos.

El objetivo de este estudio es determinar si los valores de normalidad del vHIT en niños sanos difieren de los del adulto.

MATERIAL Y MÉTODO

Se realizó un estudio prospectivo en 50 niños que acudieron a consultas de ORL del Hospital Universitario Santa María de Lleida entre enero y junio de 2017. Se seleccionaron pacientes que acudieron a consulta de ORL por otras causas no relacionadas con trastornos del equilibrio de edades entre 5 y 12 años en edad escolar. En todos los casos se solicitó la aprobación de los padres o tutores legales para la realización de la prueba. Para el estudio se utilizó un *dispositivo eHIT Biomed Jen GmbH* con el niño sentado con una distancia entre la cabeza del paciente y la pared de un metro, siguiendo las recomendaciones del fabricante para la colocación del paciente y las distancias a los puntos de fijación de la mirada (Figura 1). Sólo se realizaron los movimientos de la cabeza para el estudio de los canales semicirculares horizontales porque son los que permiten mejor colaboración por los niños. La velocidad mínima que debe tener el movimiento de la cabeza durante la realización de la prueba es 150º/s a 300˚/s. Se analizó también la presencia de sacadas, la velocidad mínima para que una sacada sea considerada en el registro debe ser mayor de 100˚/s.

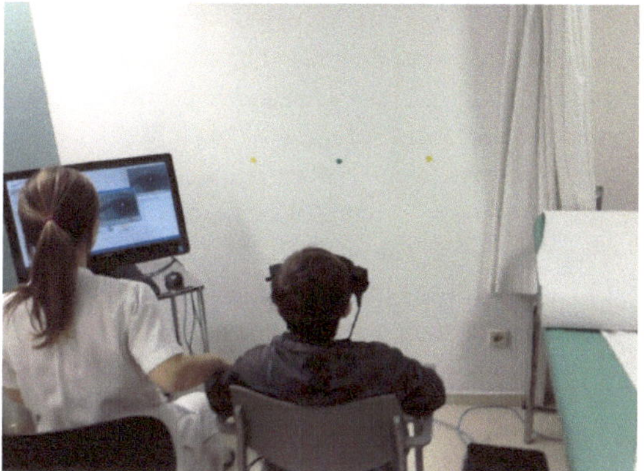

Figura1. Calibración del vHIT previo a la realización de la prueba.

RESULTADOS

La media de edad de los pacientes estudiados fue de 7,32 años, de los cuales 23 fueron niñas (46%) y 27 niños (54%). Los resultados muestran una ganancia media en canales semicirculares horizontales de 0,90 con una desviación standard (SD) de 0,08, con diferencia significativa (p<00,1). Los valores obtenidos para el canal horizontal derecho muestran una media de 0,91 con SD 0,08 y para el canal izquierdo de 0,90 con una SD de 0,09 sin diferencias significativas (p<0,001). No se observa la presencia de sacadas valorables en ningún caso.

DISCUSIÓN

Los cuatro principales diagnósticos asociados con el vértigo infantil incluyen migraña vestibular, vértigo paroxístico benigno de la infancia (VPPB), idiopática o no identificada y neuritis vestibular. Entre los diagnósticos menos comunes se incluyen la enfermedad de Ménière y los tumores del sistema nervioso central [1]. El tiempo promedio para el diagnóstico del vértigo en niños desde el inicio de los síntomas es de unos 6 meses. Los niños y adolescentes con VPPB pueden tratarse con éxito con maniobras de reposicionamiento, pero pueden estar en riesgo de resistencia y recurrencia al tratamiento. Un mayor conocimiento del VPPB en pacientes pediátricos puede reducir los retrasos en la identificación y el tratamiento. Un análisis de regresión logística ha demostrado que los niños con migraña vestibular o vértigo paroxístico benigno de la infancia pueden tener una probabilidad cinco veces mayor de recurrencia del VPPB que los que no tenían ninguno [3, 4].

Se ha desarrollado una nueva tecnología, el vHIT, para cuantificar rápida y fácilmente la magnitud de los trastornos vestibulares periféricos que no es invasivo y aceptable para jóvenes y adultos. En la población pediátrica, el vHIT es una prueba clínica confiable para cuantificar la función del canal individual utilizando impulsos de cabeza de alta velocidad. Con los niños, era difícil adquirir velocidades de impulso de la cabeza de más de 100 grados por segundo, especialmente en el plano de los canales verticales. Estas velocidades más altas de la cabeza son necesarias para revelar la asimetría en los movimientos compensatorios de los ojos [6].

Los resultados obtenidos en nuestro estudio en niños son similares a los obtenidos en la población en general. Los estudios previos se consideran valores de normalidad las ganancias de 0,87 con una desviación standard de 0,10 y estableciendo unos valores patológicos menores de 0,8 [7,8]. En estudios que han investigado también solo la ganancia del canal horizontal mediante vHIT en niños con implante coclear han demostrado que es similar a los niños con audición normal [9] La disfunción vestibular y el deterioro del equilibrio resultante se han identificado como factores de riesgo importantes para el fracaso del implante coclear en los niños por qué es un factor que puede incidir en una futura avería del implante, debido a que los niños con trastorno vestibular, tienen mayor riesgo de golpes en la cabeza, en la zona del implante, sufriendo este más averías por traumatismo directo. Por otra parte la mayor parte de los niños se implantan a la edad de 1 a 2 años, por lo que la evaluación de reimplante de la función vestibular con vHIT es difícil por lo que son necesarios nuevos dispositivos de vHIT adaptados a niños muy pequeños. La identificación temprana y el tratamiento de dichos trastornos pueden evitar o retrasar los fracasos en los implantes y evitar que los niños experimenten períodos de privación de sonido que podrían afectar la adquisición del habla y del lenguaje [10].

La prueba de impulso de cabeza de video (vHIT) se usa ampliamente para identificar deficiencias de la función de canal semicircular en adultos. Pero los sistemas de prueba vHIT clásicos sujetan las gafas firmemente a la cabeza, lo cual no es tolerado por los bebés. La detección remota de video de los movimientos de la cabeza y los ojos resuelve este problema pudiendo usarse hasta en niños de 3 meses de edad. La ganancia de RVO aumenta rápidamente hasta alrededor de los 6 años (con variación entre canales), luego progresa más lentamente para alcanzar valores adultos a la edad de 16 años. Los valores son más variables entre niños muy pequeños y para canales verticales, pero no mostraron diferencia para las rotaciones de la cabeza derecha frente a la izquierda. Los valores normales de la ganancia de RVO se presentan para ayudar a detectar el deterioro vestibular en los pacientes. En ocasiones puede que suceda una implantación coclear fallida, en la que la guía de electrodos se aloje en el vestíbulo y canales semicirculares, lo que puede ser un daño directo y muchas veces irrecuperables de la función vestibular. Y esto, en niños pequeños es mucho más difícil de evaluar, a parte que estos logran compensaciones de daños vestibulares, mucho mejor que los adultos. Las pruebas vHIT posteriores a los implantes cocleares podrían ayudar a detectar la pérdida vestibular total y las graves alteraciones resultantes del desarrollo motor y cognitivo en pacientes con función vestibular unilateral residual [11, 12].

El vHIT es una herramienta de evaluación fácil y sensible para evaluar la función vestibular en niños y se debe utilizar como una prueba estándar en la evaluación vestibular pediátrica. El vHIT es a menudo difícil de realizar en niños muy pequeños. En particular, la calibración del sistema puede ser difícil, ya que se requiere la cooperación activa del paciente. Además, el paciente debe ser capaz de seguir las instrucciones del examinador, lo cual es un desafío para los niños muy pequeños. Por lo que se están desarrollando nuevos enfoques basados en software que permita realizar pruebas de vHIT en niños muy pequeños. El software intuitivo recientemente desarrollado permite la calibración de la señal de posición del ojo en los gráficos de animales animados que se proyectan en una pantalla lo que permite la prueba en niños entre 5 meses a 3 años [13, 14].

CONCLUSIONES

El estudio mediante el vHIT es una prueba relativamente fácil de realizar en niños y los resultados sugieren que los valores de normalidad son similares a los del adulto.

AGRADECIMIENTOS

Agradecemos la inestimable colaboración en la realización de las pruebas vestibulares de la DUE Judit Alonso Bahima.

BIBLIOGRAFÍA

1. Davitt M, Delvecchio MT, Aronoff SC.The Differential Diagnosis of Vertigo in Children: A Systematic Review of 2726 Cases. Pediatr Emerg Care. 2017 Oct 31.
2. Hamilton SS1, Zhou G2, Brodsky JR3. Video head impulse testing (vHIT) in the pediatric population. Int J Pediatr Otorhinolaryngol. 2015;79(8):1283-7.

3. Brodsky JR, Lipson S, Wilber J, Zhou G. Benign Paroxysmal Positional Vertigo (BPPV) in Children and Adolescents: Clinical Features and Response to T110 Pediatric Patients. Otol Neurotol. 2018;39(3):344-50.
4. Jahn K. Vertigo and dizziness in children. Handb Clin Neurol. 2016;137:353-63.
5. Alshehri MM, Sparto PJ, Furman JM, Fedor S, Mucha A, Henry LC, Whitney SL. The usefulness of the video head impulse test in children and adults post-concussion. J Vestib Res. 2016;26(5-6):439-446.
6. Ross LM, Helminski JO. Test-retest and Interrater Reliability of the Video Head Impulse Test in the Pediatric Population. Otol Neurotol. 2016;37(5):558-63.
7. Blödow A, Helbig R, Wichmann N, Bloching M, Walther LE. [The video head impulse test: first clinical experiences]. HNO. 2013;61(4):327-34.
8. Alhabib SF, Saliba I.Video head impulse test: a review of the literature. Eur Arch Otorhinolaryngol. 2017 Mar;274(3):1215-1222.
9. Nassif N, Balzanelli C, Redaelli de Zinis LO.Preliminary results of video Head Impulse Testing (vHIT) in children with cochlear implants. Int J Pediatr Otorhinolaryngol. 2016 Sep;88:30-3.
10. Wolter NE, Gordon KA, Papsin BC, Cushing SL. Vestibular and Balance Impairment Contributes to Cochlear Implant Failure in Children. Otol Neurotol. 2015 Jul;36(6):1029-34.
11. Wiener-Vacher SR, Wiener SI.Video Head Impulse Tests with a Remote Camera System: Normative Values of Semicircular Canal Vestibulo-Ocular Reflex Gain in Infants and Children. Front Neurol. 2017 Sep 7;8:434.
12. Deissler A, Albers L, von Kries R, Weinberger R, Langhagen T, Gerstl L, Heinen F, Jahn K, Schröder AS. Health-Related Quality of Life of Children/Adolescents with Vertigo: Retrospective Study from the German Center of Vertigo and Balance Disorders. Neuropediatrics. 2017;48(2):91-7.
13. Khater AM, Afifi PO. Video head-impulse test (vHIT) in dizzy children with normal caloric responses. Int J Pediatr Otorhinolaryngol. 2016;87:172-7.
14. Wenzel A, Eck S, Hülse K, Rohr K, Hörmann K, Umbreit C, Hülse M, Hülse R. Development of a new software and test setup for analyzing hVOR in very young children by vHIT. J Vestib Res. 2017;27(2-3):155-62.

eISSN 2444-7986
DOI: https://doi.org/10.14201/orl.18227

ARTÍCULO ORIGINAL

ABSCESOS PROFUNDOS DEL CUELLO. ESTUDIO RETROSPECTIVO EN CINCO AÑOS

Deep neck abscess. Retrospective study in five years

Carmen SALOM-COVEÑAS; Antonio SANMARTIN-CABALLERO; Eulalia PORRAS ALONSO
Servicio de Otorrinolaringología. Hospital Universitario de Puerto Real, Puerto Real, Cádiz, España.
Correspondencia: carmen_salom@hotmail.com

Fecha de recepción: 24 de abril de 2018
Fecha de aceptación: 12 de mayo de 2018
Fecha de publicación: 15 de mayo de 2018
Fecha de publicación del fascículo: 15 de marzo de 2019

Conflicto de intereses: Los autores declaran no tener conflictos de intereses
Imágenes: Los autores declaran haber obtenido las imágenes con el permiso de los pacientes

RESUMEN: Introducción: Aunque la incidencia de los abscesos profundos del cuello ha disminuido llamativamente con el uso de antibióticos, esta infección aún ocurre con considerable frecuencia y puede estar asociada con alta morbilidad y mortalidad. Material y método: Realizamos una estudio descriptivo y retrospectivo de 11 pacientes diagnosticados de abscesos profundos del cuello entre los años 2013-2017 en el hospital universitario de Puerto Real (HUPR) que se han sometido a tratamiento quirúrgico y antibiótico junto con una revisión bibliográfica de los últimos cinco años. Resultados: Hubo un predominio del sexo masculino (81.82%) y una edad media de 52.82 años. El síntoma predominante en el momento del diagnóstico fue la odinofagia seguido del dolor cervical. Las causas más frecuentes fueron la amigdalitis en un 55% y la infección odontógena (37%). En un 82% se aislaron varios gérmenes en el mismo paciente poniendo en evidencia el predominio polimicrobiano que se trató en un 45,5% con amoxicilina y ácido clavulánico. La media de días de hospitalización fue de 9.64 días. La comorbilidad con mayor impacto evolutivo fue la diabetes. Las complicaciones más frecuentes fueron el derrame pleural y la mediastinitis con necesidad de traqueotomía en un 63.6%. Se reintervino a un 45.5% de los pacientes ya que en un 54.5% existían múltiples abscesos sincrónicos en distintas localizaciones cervicales. Conclusiones: Se debe valorar la presencia de múltiples abscesos sincrónicos. La asociación de cirugía y tratamiento antibiótico adecuado son la base del tratamiento. Destaca la evolución más tórpida en pacientes inmunodeprimidos o diabéticos.

PALABRAS CLAVE: Abscesos profundos cuello; manejo; parafaríngeo, submaxilar; retrofaríngeo.

SUMMARY: Introduction: Despite of incidence of Deep Cervical Abscess (DCA) has decreased mainly for the availability of antibiotics, this infection still occurs with considerable frequency and can be associated with high morbidity and mortality. Material and method: Retrospective and descriptive study analyzed 11 patients between 2013-2017 in Puerto Real Hospital diagnosed with deep neck infections who had undergone surgical treatment and intravenous antibiotic with systematic review in the last 5 years. Results: There was a predominance in males (81.82%) and an average age of 52.82 years. Odynophagia was the most frequent symptom at the time of diagnosis followed by cervical pain. Tonsillitis in 55% and odontogenic infection (37%) were the most frequent etiologies. Polymicrobial was the most common bacteriology treated with clavulanic amoxicillin in 45.5%. Average of hospitalization days was 9.64 days. Diabetes and smoking were the most frequent comorbidities. Pleural effusion and mediastinitis were the most frequent complications, tracheotomy was required in 63.6%. 45.5% of patients were reoperated. In 54.5% multiple type of abscess was associated. Conclusions: The presence of multiple synchronous abscesses should be valued. Surgery and adequate antibiotic are the basis of the treatment. Immunocompromised or diabetic patients have more torpid evolution.

KEYWORDS: Deep neck abscess; management; parapharyngeal; submaxillary; retropharyngeal.

INTRODUCCIÓN

Los abscesos profundos del cuello (APC) se definen como la presencia de pus en los espacios delimitados por la fascia cervical superficial y la fascia cervical profunda de la cabeza y del cuello [1]. Aunque la incidencia de estos ha disminuido llamativamente con el uso de antibióticos, esta infección aun ocurre con considerable frecuencia y suele estar asociada con una alta morbilidad y mortalidad [2]. Las infecciones odontogénicas son la causa más frecuente de abscesos profundos del cuello en adultos y las infecciones orofaríngeas las más comunes en niños [3]. Es necesario investigar factores de riesgo tales como cuerpos extraños, traumatismos, déficit de inmunidad y la adicción a drogas por vía parenteral, así como enfermedades concomitantes entre las que se encuentran la diabetes, quistes y fístulas congénitas y tuberculosis [1, 2]. Debe emplearse antibioticoterapia de amplio espectro que cubra organismos Gram positivo y Gram negativo, así como bacterias aeróbicas y anaeróbicas incluyendo organismos productores de betalactamasas, pues la etiología más frecuente es polimicrobiana [1]. En los pacientes diabéticos la flora aislada en los APC difiere de la habitual, identificándose un mayor porcentaje de *Klebsiella pneumoniae* [4]. El número de espacios profundos cervicales reales o virtuales creados por las diferentes fascias y capas es de once. Estos espacios se comunican entre sí formando corredores a través de los cuales el proceso infeccioso puede extenderse. Los espacios de mayor importancia son el parafaríngeo, periamigdalino, masticador, submandibular, parotídeo, retrofaríngeo, prevertebral y carotideo. El drenaje de la zona permite obtener material para estudio microbiológico y mejora el estado general del paciente de forma rápida [1]. El propósito de este estudio es realizar una revisión del curso clínico y el manejo de los abscesos profundos del cuello en nuestro hospital comparándolos con la literatura.

El objetivo de este estudio es revisar la distribución de los APC en nuestro medio.

MATERIAL Y MÉTODO

Estudio descriptivo retrospectivo de once pacientes diagnosticados de APC que fueron sometidos a tratamiento quirúrgico y antibioticoterapia entre los años 2013 y 2017 en el Hospital Universitario de Puerto Real (Cádiz). Se analizaron variables como: etiología, edad, sexo, comorbilidades, síntomas en el momento del diagnóstico, presencia de abscesos sincrónicos, bacteriología, necesidad de traqueotomía, complicaciones, días de hospitalización y reintervención. El diagnóstico se estableció mediante la exploración y la anamnesis, recogiendo signos de gravedad como la disnea inspiratoria, disfagia, síntomas sépticos, diabetes e inmunosupresión. La presencia del absceso se confirmó mediante TC, que permitió definir los espacios profundos del cuello afectos en cada paciente. Se realizó drenaje quirúrgico en todos los pacientes, así como control de la vía aérea, en el caso de desaturaciones o imposibilidad de intubación; control de desequilibrios metabólicos y tratamiento antibiótico por vía parenteral de forma empírica hasta la determinación de la microbiología tras cultivo. Se excluyeron pacientes con infecciones cervicales que no requirieron cirugía como celulitis o flemón, así como pacientes con abscesos periamigdalino que se drenaron en consulta.

RESULTADOS

De los once pacientes estudiados nueve fueron hombres y dos mujeres. El rango de edad fue desde los veinte años hasta los ochenta años. Los datos se recogen en las tablas 1 y 2 respectivamente. El síntoma más frecuente en el momento del diagnóstico fue la odinofagia, seguido del dolor cervical. También se observó fiebre, *trismus* y edema cervical. Los datos se resumen en la Tabla 3.

Las etiologías más frecuentes fueron la amigdalitis y la infección odontógena. En un menor porcentaje fue debido a cuerpo extraño. Los datos se resumen en la Tabla 4.

Tabla 1. Distribución por sexo.

	N	% IC 95% Error estándar %
Hombre	9	81.82 47.75-96.79 11.63
Mujer	2	18.18 3.21-52.25 11.63

Tabla 2. Distribución por edades y estancia hospitalaria.

	IC al 95% Error estándar
Edad (años)	52.82 41.78-63.85 4.95
Estancia media	9.64 8.19-11.09 0.65%

La bacteriología más habitual fue la polimicrobiana, seguida por *Streptococcus pyogenes* y *Stapphylococcus aureus* y en menor proporción *Streptococcus constelatus*. El antibiótico más utilizado fue la amoxicilina con ácido clavulánico, seguido por el esquema terapéutico de ceftriaxona con metronidazol y piperacilina-tazobactam. Los datos se resumen en las tablas 5 y 6 respectivamente.

La media de días de hospitalización fue de 9,64 días. Se resume su distribución en la Tabla 2.

Las comorbilidades asociadas con mayor frecuencia fueron el tabaquismo, la diabetes, la hipertensión arterial y el alcoholismo. Dos pacientes eran adictos a drogas por vía parenteral y en un caso se asoció a VIH. Uno de los enfermos fue diagnosticado de cáncer renal de forma incidental durante el ingreso. Entre las complicaciones la más frecuente fue la mediastinitis y el derrame pleural, seguido de la neumonía y la sepsis. Los datos se resumen en las tablas 7 y 8 respectivamente.

La necesidad de traqueotomía fue debida a la imposibilidad de intubación por el *trismus*. Se reintervino a casi la mitad de los pacientes como consecuencia de la presencia de abscesos múltiples. En más de la mitad se diagnosticaron abscesos sincrónicos. Los datos se resumen en la Tabla 9.

Tabla 3. Síntomas y signos en el diagnóstico.

	N	% IC al 95% Error estándar %
Edema cervical	4	36.36 12.37-68.39 14.50
Trismus	5	45.45 18.14-75.44 15.01
Odinofagia	9	81.82 47.75-96.79 11.63
Dolor cervical	7	63.64 31.61-87.63 14.50
Fiebre	6	54.55 24.56-81.86 15.01

Tabla 4. Distribución por etiología.

	N	% IC al 95 Error estándar %
Amigdalitis	6	54.55 24.56-81.86 15.01
Odontógena	4	36.36 12.37-68.39 14.50
Cuerpo extraño	1	9.09 0.48-42.88 8.67

Tabla 5. Distribución por bacteriología en cultivo.

	N	% IC 95% Error estándar %
Polimicrobiana	7	63.64 31.61-87.63 14.50
Streptococcus pyogenes	2	18.18 3.21-52-25 11.63
Staphylococcus aureus	1	9.09 0.48-42.88 8.67
Streptococcus constelatus	1	9.09 0.48-42.88 8.67

Tabla 6. Tratamientos antibióticos.

	N	% IC 95% Error estándar %
Amoxicilina clavulánico	5	45.45 18.14-75.44 15.01
Ceftriaxona y clindamicina	4	36.36 12.37-68.39 14.50
Piperazilina tazobactan	2	18.18 31.21-52.25 11.63

Tabla 7. Comorbilidad.

	N	% IC 95% Error estándar %
Diabetes	7	63.64 31.61-87.63 14.50
Fumador	9	81.82 47.75-96.79 11.63
Hipertensión arterial	7	54.55 24.56-81.86 15.01

	N	% IC 95% Error estándar %
Consumidor de drogas	1	9.09 0,48-42.88 8.67
VIH	1	9.09 0,48-42.88 8.67
Cáncer	1	9.09 0,48-42.88 8.67
Bebedor	5	45.45 18.14-75.44 15.01
Obesidad	4	36.36 12.37-68.39 14.50

Tabla 8. Distribución por complicaciones.

	N	% IC 95% Error estándar %
Neumonía	1	9.09 0.48-42.88 8.67
Derrame pleural	2	18.18 3.21-52.25 11.63
Mediastinitis	2	18.18 3.21-52.25 11.63
Sepsis	1	9.09 0.48-42.88 8.67

DISCUSIÓN

Los APC tienen gran importancia debido a su frecuencia y a sus graves complicaciones. La incidencia se encuentra alrededor de 10 casos por 100000 habitantes al año, con una tendencia a aumentar especialmente en niños menores de cinco años –con una incidencia estimada que asciende a 2 casos por 100000 habitantes al año [2] debido al menor número de amigdalectomías practicadas en los últimos años, y a la poca atención prestada a los problemas odontoestomatológicos [5]–.

La distribución de la población en los pacientes de nuestra serie es comparable a la de otros estudios, con mayor predominio en hombres y una media de edad de 52.58 años [2, 3, 6]. El tiempo de hospitalización fue de 9.64 días, algo inferior a la estancia media observada en otros estudios. Se ha demostrado que los pacientes que experimentan una complicación y los pacientes de edad avanzada tienen un tiempo hospitalización significativamente mayor [3].

Tabla 9. Traqueotomía, reintervención y presencia de multiabsceso.

	N	% IC 95% Error estándar
Traqueotomía	7	63 31.61-87.63 14.50
Reintervención	5	45.45 18.14-75.44 15.01
Multiabsceso	5	45.45 18.14-75.44 15.01

Se debe prestar atención al manejo de las infecciones profundas del cuello, especialmente en pacientes con diabetes mellitus y enfermedades cardiacas, pulmonares o con infecciones en varios espacios de forma sincrónica. En los pacientes diabéticos la flora aislada en los abscesos difiere de la habitual, identificándose un mayor porcentaje de *Kebsiella pneumoniae* que de estreptococos y anaerobios. De igual forma la presencia de diabetes se asocia con una mayor prevalencia de afectación multiespacio, mayor propagación de la infección y de complicaciones [4].

La localización profunda de estas infecciones con un tejido superficial epidérmico y dérmico poco afectado dificulta la visualización externa y la palpación. Esta característica, junto con la anatomía interconectada de los espacios, que impide establecer con precisión el lugar de inicio y sus límites, hace que la TC con contraste sea la prueba de elección para diagnosticar y evaluar la presencia de abscesos en los diferentes espacios profundos cervicofaciales. En general es una prueba muy sensible (64% al 100%) y algo menos específica (45% al 82%) [3], por lo que el diagnóstico de absceso, flemón o celulitis sigue siendo difícil. Saluja *et al.* proponen en su estudio unos criterios radiológicos para realizar el diagnóstico diferencial inicial entre celulitis –sin clara hipodensidad central ni realce capsular–, flemón –con hipodensidad central o realce periférico no tan intenso como en el absceso–, y absceso –con clara hipodensidad y realce capsular– [7].

El tratamiento médico inicial vendrá definido por tres objetivos que son: el control de la vía aérea, control de desequilibrios metabólicos y antibioterapia intravenosa de amplio espectro.

La afectación del suelo de la boca y el espacio retrofaríngeo pueden asociarse con obstrucción de la vía aérea y necesidad de traqueotomía [2]. Es interesante observar que, en nuestro estudio, especialmente en pacientes con la implicación secundaria de los músculos masticatorios y como consecuencia el trismo, la traqueotomía fue necesaria por la imposibilidad de la intubación, incluso sin la presencia de insuficiencia respiratoria, en un 63% de los pacientes, dato algo superior que en otros artículos –31.7% y 16.8 % [2, 3]–.

La incisión y drenaje es uno de los pilares básicos del tratamiento de los abscesos profundos cervicales. La vía de abordaje para el drenaje quirúrgico dependerá de la localización, del tamaño, de la relación con grandes vasos y con otras estructuras anatómicas importantes. Una vez abiertas estas cavidades es importante irrigar, desbridar y mantener abierta la zona con un drenaje.

Boscolo *et al.* establecen que, en pacientes seleccionados, el tratamiento con antiobioticoterapia intravenosa, realización de prueba de imagen de forma asidua y vigilancia estrecha, se podría evitar el tratamiento quirúrgico. En pacientes clínicamente inestables, con infección descendente, con más de dos espacios cervicales afectados y abscesos de más de 3 cm, son criterios para realizar tratamiento quirúrgico de forma inmediata. En el resto de los casos se aconseja la observación durante 48 horas. Si no hay mejoría clínica, está indicado el drenaje quirúrgico. Si hay buena respuesta clínica, es necesario realizar una prueba de imagen para comprobar la mejoría de la imagen y si no hay regresión de la colección purulenta se considerará la opción quirúrgica [6].

Ban *et al.* publican un artículo sobre la predicción clínica, para determinar si es necesario o no el drenaje de los abscesos profundos del cuello. Establecen variables como PCR >41.25 mg/L, realce de anillo periférico en el TC, velocidad de sedimentación globular >56.5 mm/h, y ratio neutrófilos / linfocitos >8.02. En el caso de que haya tres o más presentes, estaría recomendado el drenaje quirúrgico [8].

Respecto al manejo de los abscesos en los niños, Wong *et al* establecen que en situación estable con abscesos de pequeño tamaño (<25 mm) podría utilizarse la observación y la antibioticoterapia intravenosa como primera línea de tratamiento [9]. No tenemos experiencia en el manejo de abscesos profundos del cuello en niños, al no existir unidad pediátrica de cuidados intensivos en nuestro hospital.

Se revisaron varios artículos acerca de la alternativa entre el drenaje ecoguiado y la incisión y drenaje por vía externa o transoral. En esta segunda opción, la visualización está limitada y se requiere anestesia general, asegurar la vía aérea con traqueotomía en algunas ocasiones.

Biron *et al.* publican una revisión bibliográfica determinando que el drenaje con punción ecoguiada es efectivo y seguro; establecen un algoritmo para la selección de pacientes con esta técnica y la actuación –en caso de compromiso de la vía aérea asegurarla y realizar incisión y drenaje quirúrgico del absceso; si la vía aérea es permeable proponen realizar prueba de imagen, si en la prueba de imagen aparece una imagen mal definida o multilocalizada, proponen realizar tratamiento quirúrgico con incisión y drenaje y si la imagen está bien definida proponen realizar drenaje mediante ecografía guiada [10].

Dabirmoghaddam *et al.* concluyen que el drenaje ecoguiado disminuye las complicaciones, los costes y la estancia hospitalaria [11]. En nuestro servicio, no tenemos experiencia sobre el drenaje guiado por ecografía.

En nuestra población un 45 % de los casos tuvieron que ser reintervenidos, sobre todo aquellos que presentaban una infección que afectaba a varios espacios (54%), un porcentaje algo mayor que en otros estudios [3].

Las complicaciones de los abscesos profundos cervicales pueden originarse por un tratamiento incompleto o inadecuado, por un fallo en el diagnóstico, o por una evolución rápida e imprevista –con obstrucción de la vía aérea, aspiración, mediastinitis por extensión inferior, complicaciones vasculares y neurológicas, shock séptico, fascitis necrotizante u osteomelitis–. En nuestro estudio las complicaciones más frecuentes fueron la mediastinitis y el derrame pleural en un 18.2%, seguido de la neumonía y la sepsis –ambas en un 9.1%–. En el estudio de Boscolo *et al.* en una revisión de 365 casos, las complicaciones más frecuentes fueron la sepsis (6%), la mediastinitis (4.4%) y la neumonía (3.3%), porcentajes algo inferiores a los de nuestro estudio, siendo la mayoría de ellos pacientes diabéticos. La diabetes es un factor independiente predictivo de complicaciones con una OR de 5.43 [6].

CONCLUSIONES

Ante la presencia de un APC se debe valorar la posible afectación de espacios profundos sincrónicos. La anatomía interconectada de estos espacios impide en ocasiones establecer con precisión el lugar de inicio y sus límites, siendo necesario la utilización de pruebas de imagen. La asociación de cirugía y tratamiento antibiótico adecuado son la base del manejo terapéutico, teniendo en cuenta que pacientes inmunodeprimidos o diabéticos añaden morbilidad a la evolución del proceso, dando lugar a mediastinitis, neumonía o sepsis. La vía de acceso requiere separar y disecar tejidos blandos, estructuras neurovasculares y óseas susceptibles de ser dañadas en el abordaje quirúrgico, por lo que la técnica quirúrgica debe ser precisa. En caso de abscesos únicos y bien definidos puede ser sustituida por drenaje ecoguiado.

BIBLIOGRAFÍA

1. Santos Gorjón P, Blanco Pérez P, Morales Martín AC, Del Pozo de Dios JC, Estévez Alonso S, Calle de la Cabanillas MI. Deep neck infection. Review of 286 cases. Acta Otorrinolaringol Esp. 2012;63(1):31-41.
2. Pires BT, Moreira IH, Laffitte FF, Ricci BL, Monteiro ZC, Takahiro CC, *et al.* Deep neck abscesses: study of 101 cases Departamento de Otorrinolaringologia,. Braz J Otorhinolaryngol. 2017; 83(3):341-8.
3. Kauffmann P, Cordesmeyer R, Tröltzsch M, Sömmer C, Laskawi R. Deep neck infections: A single-center analysis of 63 cases. Med Oral Patol Oral Cir Bucal. 2017 Sep 1;22 (5):e536-41.
4. Hidaka H, Yamaguchi T,Hasegawa J, Yano H, Kakuta R, Ozawa D, *et al.* Clinical and bacteriological influence of diabetes mellitus on deep neck infection: Systematic review and meta-analysis. Head Neck. 2015; 37(10):1536-46.
5. Hurley RH, Douglas CM, Montgomery J, Clark LJ. The hidden cost of deep neck space infections. Ann R Coll Surg Engl. 2018;100(2):129-34.
6. Boscolo-Rizzo P, Stellin M, Muzzi E, Mantovani M, Fuson R, Lupato V, et al. Deep neck infections: a study of 365 cases highlighting recommendations for management and treatment. Eur Arch Otorhinolaryngol. 2012;269:1241-9.
7. Saluja S, Brietzke SE, Egan K, Klavon S, Robson C, Waltzman M, *et al.* A prospective study of 113 deep

neck infections managed using a clinical practice guideline. Laryngoscope. 2013;123(12):3211-8.

8. Ban MJ, Jung JY, Kim JW, Park KN, Lee SW, Koh YW, *et al.* A clinical prediction score to determine surgical drainage of deep neck infection: A retrospective case–control study. Int J Surg.2018;52:131-5.
9. Wong DK, Brown C, Mills N, Spielmann P, Neeff M. To drain or not to drain- Management of pediatric Deep neck abscesses: A case- control study. Int J Pediatr Otorhinolaryngol. 2012;76(12):1810-3.
10. Biron VL, Kurien G, Dziegielewski P, Barber B, Seikaly H. Surgical vs ultrasound-guided drainage of deep neck space abscesses: a randomized controlled trial: surgical vs ultrasound ddrainage. J Otolaryngol Head Neck Surg.;42:18.
11. Dabirmoghaddam P, Mohseni A, Navvabi Z, Sharifi A, Bastaninezhad S, Safaei A. Is ultrasonography-guied drainage a safe and effective alternative to incision and drainage for deep neck space abscesses. J Laryngol Otol. 2017;131(3):259-63.

eISSN 2444-7986
DOI: https://doi.org/10.14201/orl.18244

ARTÍCULO ORIGINAL

RESULTADOS DE LA IMPLANTACIÓN COCLEAR EN EDAD PEDIÁTRICA. ESTUDIO RETROSPECTIVO EN 72 PACIENTES

Outcomes of cochlear implantation in pediatric age. Retrospective study in 72 patients

Alejandro DIAZ-UÑA; Fernando BENITO-GONZALEZ; José Manuel GOROSPE-AROCENA

Complejo Asistencial Universitario de Salamanca. Servicio de Otorrinolaringología. Unidad de Implante Coclear Pediátrico. Salamanca. España.

Correspondencia: alexdebon3@gmail.com

Fecha de recepción: 26 de abril de 2018
Fecha de aceptación: 17 de mayo de 2018
Fecha de publicación: 19 de mayo de 2018
Fecha de publicación del fascículo: 15 de marzo de 2019

Conflicto de intereses: Los autores declaran no tener conflictos de intereses
Imágenes: Los autores declaran haber obtenido las imágenes con el permiso de los pacientes

RESUMEN: Introducción y objetivo: Los grados profundo y severo de la deficiencia auditiva (DA) prelocutiva se consideran una discapacidad con importantes consecuencias en el desarrollo intelectual de los niños. En este escenario, el diagnóstico precoz y la atención temprana surgen como una solución efectiva. Método: Estudio retrospectivo longitudinal de 72 pacientes, implantados por debajo de los 14 años, y comparación de parámetros audiométricos antes y después de la cirugía, y estudio del desarrollo verbal tras 2 años post-intervención. Resultados: Se objetivó una ganancia audiométrica a los 2 años de la intervención de 62,79 dB (DE=14,86 dB) ($p<0,05$); resultados muy superiores a los obtenidos con el uso de audífonos. La mejora audiométrica no tuvo relación estadísticamente significativa con la edad del niño, pero sí con el tipo de implante. El desarrollo verbal del niño es mayor cuanto menor sea la edad de implantación ($p<0,05$). Discusión: Diversas sociedades y estudios colocan a los implantes cocleares (IC) como el tratamiento más eficaz de la DA severa-profunda y sus comorbilidades, avalando los resultados de nuestro estudio, al igual que ocurre con los estudios que demuestran que el desarrollo verbal es mejor si la implantación es temprana. Conclusiones: El IC obtiene unos resultados auditivos mejores que la estimulación audioprotésica, mejorando el pronóstico de la DA severa y profunda. La edad es fundamental en el desarrollo verbal (relación inversamente proporcional), no así en la ganancia auditiva. El análisis del desarrollo verbal según el tipo de implante mostró una distribución favorable a los IC bilaterales simultáneos (p>0,05).

PALABRAS CLAVE: Deficiencia auditiva; implante coclear; audífonos; niños; audiometría; desarrollo verbal.

SUMMARY: Introduction and objective: Severe to profound grades of the prelocutive auditory deficiency (AD) are considered a disability with significant consequences on intellectual development of children. In this context, early diagnostics and treatment arise as an effective solution. Method: Retrospective, longitudinal analysis of 72 implanted patients, younger than 14 years, and comparison of audiometric parameters before and after surgery, and analysis of verbal development at 2 years after intervention. Results: Post-surgical follow-up showed an audiometric gain at 2 years of 62,79 dB (SD=14,86 dB) (p<0,05); greater results to those obtained with the use of hearing aid. Audiometric improvement had no a statistically significant relationship with the child´s age, unlike with the kind of cochlear implant (CI). Verbal development of the child is inversely proportional to the lower the age of implant (p<0,05). Discussion: Different societies and studies placed to CI as the most effective treatment of the severe-profound AD, supporting the outcomes of our analysis, as so as occurring with those which show that verbal development is greater with earlier implantation. Conclusions: CI gets greater auditory outcomes that hearing aid, improving the prognostic of severe-profound AD. The age is essential in verbal development (inversely proportional relationship), but not in auditory gain. Analysis of verbal development according to the kind of CI showed a favorable distribution to simultaneous bilateral CIs (p>0,05).

KEYWORDS: Auditory deficiency; cochlear implant; hearing aid; children; audiometry; verbal development.

INTRODUCCIÓN

La capacidad de percepción auditiva, medida en decibelios (dB), representa el nivel más bajo del sonido al que un individuo puede oír. Una pérdida parcial o total de dicha capacidad es lo que denominamos deficiencia auditiva (DA). La DA puede clasificarse según diversos criterios, enumerados en la Tabla 1.

Según datos de la Organización Mundial de la Salud (OMS), la incidencia de la DA neonatal se sitúa en torno a 5/1000 recién nacidos (RN) vivos, siendo DA moderada en 3/1000 RN y DA severa o profunda en 1/1000 RN. En España, la incidencia de DA es de 7,69% (2,8/1000 RN vivos), y dentro de esta cifra, el 2,13% son DA de grado severo o profundo (0,77/1000) [1, 2]. Esto supone que cada año, en España, alrededor de 2000 familias tienen un RN con problemas en su audición, siendo unos 500 casos clasificados como DA profundas [1]. Además, se sabe que:

- Más del 95% de los niños y niñas sordos nacen en el seno de familias cuyos padres son normoyentes [3].
- Más del 40% de la población infantil con sorderas severas y profundas va a ser candidata a implante coclear (IC) [3].
- El 80% de las DA infantiles están presentes en el momento del nacimiento, según datos de la Comisión para la Detección Precoz de la Hipoacusia (CODEPEH) [3].
- En el 50% de los nacidos con DA se identifican factores de riesgo (Tabla 2) [3-5].

Tabla 1. Clasificación de la Deficiencia Auditiva (DA).

1. Según extensión:
- Unilaterales.
- Bilaterales.

2. Según localización[a]:
- Conductiva o de transmisión: lesión de oído externo o medio (parte mecánica).
- Neurosensorial o de percepción: lesión de oído interno.
- Mixta.
- Neuropatía auditiva: lesión a nivel nervioso de la vía auditiva.
- Retrococlear: lesión del nervio auditivo secundaria a malformación o tumor.
- Central: lesión en los centros auditivos cerebrales.

3. Según intensidad[b]:
- Audición infranormal: pérdida auditiva inferior a 20 dB.
- DA ligera: pérdida de entre 21 a 40 dB.
- DA moderada: pérdida de entre 41 a 70 dB.
- DA severa: pérdida de entre 71 a 90 dB.
- DA profunda: pérdida de entre 91 a 120 dB.
- DA total o cofosis: pérdida superior a 120 dB.

4. Según etiología[c]:
- Genéticas.

Ø Aisladas (AR, AD, Ligadas al X).
Ø Asociadas a otras malformaciones.

- Adquiridas:

Ø Prenatales: infecciones (TORCH), radiaciones, ototóxicos, enfermedades metabólicas maternas, hábitos tóxicos maternos (alcohol).
Ø Perinatales: prematuridad, bajo peso, ventilación mecánica, hipoxia-isquemia perinatal, hiperbilirrubinemia, traumatismo craneal.
Ø Postnatales: infecciones (otitis, laberintitis, meningitis, parotiditis, OMC), ototóxicos, ruidos, mastoiditis, fractura temporal, neuropatías.

5. Según momento de aparición.
- Prelocutiva: previa a la adquisición del lenguaje (0 a ± 2 años).
- Perilocutiva: durante la adquisición del lenguaje (≈ 2 a 4 años).
- Postlocutiva: posterior a la adquisición de un lenguaje consolidado.

[a] Moruno López E. Desarrollo del lenguaje en niños con implante coclear: diseño de un corpus y su aplicación al estudio de la fonología. Departamento de Filología Española, Italiana, Románica, Teoría de la Literatura y Literatura Comparada. Facultad de Filosofía y Letras. Universidad de Málaga; 2016.
[b] *Bureu International d´Audiophonologie* (BIAP).
[c] Manual básico de formación especializada sobre discapacidad auditiva.

Tabla 2. Factores de riesgo del JCIH[a] (2007)[4].

1. Sospecha de **Deficiencia auditiva (DA)** o de un retraso del desarrollo o en la adquisición del habla o del lenguaje.
2. Historia familiar de DA infantil permanente*.
3. Todos los niños, con o sin indicadores de riesgo, con un ingreso en UCIN mayor de 5 días, incluyendo cualquiera de lo siguiente: oxigenación extracorpórea*, ventilación asistida, antibióticos ototóxicos (gentamicina, tobramicina), diuréticos del asa (furosemida). Además, independientemente de la duración del ingreso, hiperbilirrubinemia que requiera exanguinotransfusión.
4. Infecciones intraútero como citomegalovirus*, herpes, rubéola, sífilis y toxoplasmosis.
5. Anomalías craneofaciales, incluidas aquellas que afectan al pabellón auditivo, conducto auditivo y malformaciones del hueso temporal.
6. Hallazgos físicos, como un mechón de cabello blanco frontal, que se asocian con un síndrome que incluye una sordera neurosensorial o transmisiva permanente.
7. Síndromes asociados con DA o sordera progresiva o de aparición tardía, como la neurofibromatosis*, la osteopetrosis* y el síndrome de Usher. Otros síndromes frecuentemente identificados incluyen el Waardenburg, Alport, Pendred y Jervell and Lange-Nielsson.
8. Enfermedades neurodegenerativas* como el síndrome de Hunter, neuropatías sensitivo-motoras, como la ataxia de Friedreich y el síndrome de Charcot-Marie-Tooth.
9. Infecciones posnatales asociadas con DA neurosensorial incluyendo meningitis bacteriana y vírica confirmadas (especialmente los virus herpes y varicela)*.
10. Traumatismo craneal, especialmente de base de cráneo o fractura temporal, que requiere hospitalización.
11. Quimioterapia*.

[a] *Joint Committee on Infant Hearing* (JCIH).
* Los indicadores de riesgo marcados están asociados con gran probabilidad de DA de desarrollo tardío.

La percepción auditiva es la base para la adquisición del lenguaje y de diversas habilidades comunicativas. Por ello, cualquier trastorno de la audición, sobre todo a edades tempranas, afectará al desarrollo lingüístico, comunicativo y de otras áreas cognitivas, y, consecuentemente, a la posterior integración escolar, social y laboral [6-8].

El periodo crítico de aprendizaje es el intervalo de tiempo dentro del cual las estructuras corticales auditivas implicadas en el desarrollo del lenguaje deben recibir una adecuada estimulación, estableciéndose su mayor plasticidad hasta los 3,5 años aproximadamente [9, 10]. Tras él, quedan selladas las características morfológicas y funcionales de las estructuras neurológicas [11, 12], sentando las bases para una apropiación global y automática del lenguaje y del habla [6, 13, 14]. Por ello, el Joint Committee on Infant Hearing (JCIH) en su declaración de 2007 [4], promueve el acceso a pruebas de detección de la DA antes de un mes de edad (fase de cribado), una evaluación completa para confirmar el diagnóstico durante los tres primeros meses (fase de diagnóstico), y un inicio de tratamiento no más tarde de los seis meses (fase de tratamiento).

Es importante recordar que el cribado, exclusivamente basado en los factores de riesgo (JCIH, 2007 [4]), sólo identifica al 50% de los RN con una DA severa congénita [15]. En este sentido, el cribado auditivo universal posibilita dicho diagnóstico y un abordaje terapéutico global lo más precoz posible. En Castilla y León, el Programa de Detección Precoz y Atención Integral de la Hipoacusia Infantil se introdujo en todos los hospitales de la comunidad en el año 2004 [16], estableciéndose que los potenciales auditivos del tronco cerebral automáticos (PEATC-A) son ligeramente más efectivos que la combinación de otoemisiones acústicas (OEAT) y potenciales auditivos del tronco cerebral (PEATC) [16]. Si no pasa el cribado, se introduce al paciente en la fase de diagnóstico. En función del grado de pérdida auditiva, se inicia la fase de tratamiento que conlleva una terapia audioprotésica (con audífonos o IC) y una terapia auditivo-verbal.

La experiencia auditiva a través del IC puede ser capaz de suspender los efectos de la sordera en el cerebro, como el reclutamiento de las vías auditivas por parte de las vías visuales o el déficit sináptico de las estructuras de la vía dorsal auditiva (modelo neurolingüístico de la doble vía [17, 18]).

Un IC es un dispositivo electrónico que transforma los sonidos y ruidos ambientales en energía eléctrica capaz de actuar sobre las aferencias del nervio coclear y determinar así una sensación acústica. El paciente candidato a IC debe cumplir unas indicaciones, siendo los parámetros más importantes los criterios audiométricos (Tabla 3).

Tabla 3. Indicación de implante coclear (IC) en la población infantil*.

1. **Deficiencia auditiva (DA)** neurosensorial bilateral de severa (pérdida auditiva 71-90 dB) a profunda (pérdida auditiva mayor de 90 dB) en niños de 5 hasta 17 años. En menores de 5 años solo DA bilaterales profundas.
2. DA prelocutiva, perilocutiva y postlocutiva.
3. DA sin beneficio o con mínimo beneficio con audífono tras un período de 3-6 meses.
4. Confirmación previa del beneficio que aportará el IC en la evaluación psicológica y neurológica.
5. Confirmación de viabilidad de inserción de los electrodos en la cóclea y la presencia del nervio coclear en estudios de imagen (TC, RNM o ambas).
6. DA en niños menores de 1 año de edad.
*Referencia: Informe de Evaluación de Tecnologías Sanitarias AIAQS 2010/03.

El seguimiento de los pacientes implantados incluye las revisiones periódicas por parte del otorrinolaringólogo y el foniatra, para valorar el buen funcionamiento y uso del dispositivo y la ganancia auditiva, trabajando, además, en el desarrollo de las competencias auditivas y verbales del niño, en busca de un nivel de audición, comprensión y lenguaje que se asemeje lo máximo posible al de un niño normoyente. Este progreso puede verse alterado por una serie de factores como la edad de implantación, el momento de aparición y duración de la sordera, la audición residual, el entorno familiar, el trabajo logopédico y educativo o el modo de comunicación, entre otros [9].

El objetivo de este estudio consiste en evaluar el desarrollo auditivo en una muestra de pacientes con deficiencia auditiva prelocutiva sometidos a una implantación coclear en el Complejo Asistencial Universitario de Salamanca. Así mismo, nos planteamos analizar si es real la asociación entre una implantación más precoz y un mejor resultado a nivel verbal (comprensión y expresión).

MATERIAL Y MÉTODO

Estudio observacional y retrospectivo, de una cohorte de pacientes en edad pediátrica con una deficiencia auditiva neurosensorial (DANS) bilateral intervenidos para la colocación de un IC unilateral o bilateral, en la Unidad de Implante Coclear Pediátrico del Servicio de Otorrinolaringología del Complejo Asistencial Universitario de Salamanca, entre los años 2007 y 2016. Todas las intervenciones del estudio fueron realizadas por el mismo equipo quirúrgico.

La muestra objeto de estudio se compuso de 72 pacientes menores de 14 años, con una DANS severa (71-90 dB) y profunda (>90 dB). La edad de implantación está comprendida entre los 4 meses y los 12 años y 11 meses (con una media de 3 años y 1 mes y una desviación estándar [DE] de 34,32 meses).

Se realizó una valoración de la DA siguiendo los criterios de su definición y clasificación. En todos los sujetos de la muestra se registró en la medida de lo posible: edad cronológica y de implante, sexo, resultado del cribado auditivo, PEATC, potenciales evocados auditivos de estado estable (PEAEE) y audiometría tonal liminar (ATL) prequirúrgicos sin y con audífono; ATL a los 6 meses, 1 año y 2 años posimplante; test de bisílabas de Cárdenas-Marrero, test de percepción temprana de la palabra (ESP, por sus siglas en inglés) y el test PPVT-III (Peabody).

El análisis estadístico se realizó mediante el programa SPSS versión 23. Para ello, y tras comprobar que todas las variables siguen una distribución normal (prueba de Kolmogorov-Smirnov), las variables cuantitativas se presentan como la media y su desviación estándar (DE) y fueron analizadas mediante la prueba t de Student y el análisis de la varianza (ANOVA). Las variables cualitativas son presentadas como valor absoluto y se compararon mediante la prueba de Chi-cuadrado, estableciéndose un nivel de significación de $p<0,05$.

RESULTADOS

De los 72 pacientes de nuestra muestra, 35 eran niñas y 37 niños. A 17 de ellos no se les realizó cribado, mientras que de los 55 que sí lo tenían, 11 lo superaron.

El estudio de los PEATC en sendos oídos, realizado en 61 (84,7%) de los pacientes, mostró que, aproximadamente, un 65% no registraba actividad (onda V) a 95 dB, mientras que un 19,4% (14 pacientes) sí lo hacía.

Los PEAEE, obtenidos en 51 de nuestros pacientes, mostraron un umbral medio de 98,14 dB en OI (DE=10,86 dB) y de 99,02 dB en OD (DE=11,36 dB). Por su parte, la ATL sin audífonos prequirúrgica obtuvo unos resultados muy similares, con umbrales medios de 103,50 dB en OI (DE=11,51 dB) y 102,42 dB en OD (DE=11,77 dB).

Del total de pacientes, a 60 se les realizó ATL antes de la cirugía, mientras que 10 solo poseían PEAEE y 2 carecían de datos. A través de las pruebas audiológicas, los pacientes fueron clasificados entre DA severa (OI: 10 sujetos = 16,67%; OD: 15 sujetos = 25%) y DA profunda (OI: 50 sujetos = 83,3%; OD: 45 sujetos = 75%). De los 10 niños con PEAEE exclusivamente, 7 se clasificaron como DA profunda, 2 como DA severa y uno mostró una DA profunda en OI y moderada (41-70dB) en OD.

Con el uso de audífonos, los pacientes analizados (N=49) mostraron una mejoría auditiva en torno a 20 dB, encontrándose unos umbrales medios de 79,39 dB en OI (DE=23,11 dB) y de 81,63 dB en OD (DE=23,44 dB).

De los 72 pacientes, 27 de ellos (37,50%) fueron implantados antes de los 18 meses de edad, 22 (30,56%) entre los 18 y 36 meses y 23 (31,94%) después de los 36 meses de edad.

Respecto al IC, 34 pacientes (47,22%) fueron intervenidos unilateralmente y 38 (52,78%) bilateralmente, de los cuales 20 (27,78%) fueron simultáneos en el tiempo y 18 (25,00%) secuenciales. La tasa de reimplante fue del 9,72% (7 pacientes).

De la totalidad de IC colocados (N=111), 6 no pudieron ser evaluados. En el resto (N=105), obtuvimos unos niveles medios preintervención en torno a 104 dB (DE=10,77 dB), con un rango entre 70 y 120 dB.

El parámetro utilizado en nuestro estudio, para evaluar la posible mejora auditiva post-implante, fue la ATL a los 6 meses, 1 año y 2 años. A los 6 meses, la audición media obtenida se situó en 53,56 dB, suponiendo una ganancia auditiva de 50,72 dB (DE=21,01 dB). Al año, esta ganancia aumentó hasta los 58,35 dB (DE=17,76 dB), llegando a los 62,79 dB (DE=14,86 dB) a los 2 años de seguimiento. Estos resultados fueron estadísticamente significativos ($p<0,05$).

Comparando el beneficio audiométrico obtenido con el uso de audífonos y de IC, observamos que es mayor en el segundo caso, duplicando la capacidad auditiva (41 dB con IC, 85 dB con audífonos). Dicha ganancia resultó estadísticamente significativa ($p<0,05$).

Realizando un análisis de nuestra muestra según la edad de implante, se comprobó que la ganancia audiométrica fue de 64,33 dB en aquellos implantados después de los 36 meses de edad, frente a los 63,78 y 59,62 dB mostrados por los implantados antes de los 18 meses y entre los 18 y 36 meses, respectivamente. Dicha ganancia resultó estadísticamente significativa ($p<0,05$). En cambio, al comparar esta mejora audiométrica a los 2 años entre los diferentes grupos etarios, obtenemos que no hay diferencias significativas entre ellos ($p>0,05$).

Este mismo estudio, basado en la unilateralidad o bilateralidad del IC, mostró una mayor ganancia con el IC unilateral (64,50 dB), frente a los 61,98 dB del bilateral. Tanto la ganancia como la comparación entre sendos IC a los 2 años de la cirugía fue estadísticamente significativa ($p<0,05$).

Este análisis audiométrico fue complementado con una evaluación del desarrollo del lenguaje a través de la identificación de bisílabas (Listas de Cárdenas-Marrero), el test de percepción temprana de la palabra (ESP, por sus sílabas en inglés) y el Peabody PPVT-III.

Los resultados del test de bisílabos de Cárdenas-Marrero, mostró que el 80,43% (N=37) de los pacientes a los que se les realizó (N=46) identificaba más del 70% de bisílabas (nivel alto de identificación). Un 15,22% (N=7) se encuadró en niveles medios-altos, mientras que un 2,17% (N=1) identificaban un 30-49% (nivel medio-bajo) y 10-29% (nivel bajo). La comparativa de estos resultados, en función de la edad de implante y el lado del mismo, no mostró una mejor evolución estadísticamente significativa ($p>0,05$) en ninguno de los estratos, tanto etarios como por unilateralidad/bilateralidad del IC.

De nuestra muestra total de pacientes (N=72), a 40 de ellos (55,60%) se les realizó el test ESP. Los resultados de este mostraron una distribución categórica compuesta, mayoritariamente, por una identificación consistente de la palabra (categoría 4 de 4) (Figura 1).

La comparativa de los valores obtenidos a partir de este test indicó que la mayor parte de los niños poseían una capacidad de identificación de palabra consistente, sin diferencias estadísticamente significativas ($p>0,05$).

Del total de la muestra, 28 pacientes (38,90%) superaron el test Peabody, mientras que de los restantes, 4 pacientes (5,60%) no lo hicieron y al resto (40 pacientes = 55,60%) no se les realizó.

Dentro de la muestra de pacientes que superaron el Peabody (N=28), observamos que aquellos implantados después de los 36 meses de edad (N=12) obtuvieron peores puntuaciones en comparación con los pacientes implantados antes de los 18 meses (N=11). Esta diferencia se demostró estadísticamente significativa al comparar los rangos etarios extremos ($p<0,05$). Sin embargo, el análisis comparativo con el rango entre 18 y 36 meses no demostró significación estadística en relación con los otros dos estratos ($p>0,05$).

En lo referente al desarrollo lingüístico de los pacientes implantados, al analizar cuál es la opción que muestra un mayor acceso a dicho desarrollo, observamos que, si bien la distribución parece favorecer a los implantes simultáneos, la diferencia no es estadísticamente significativa (p>0,05).

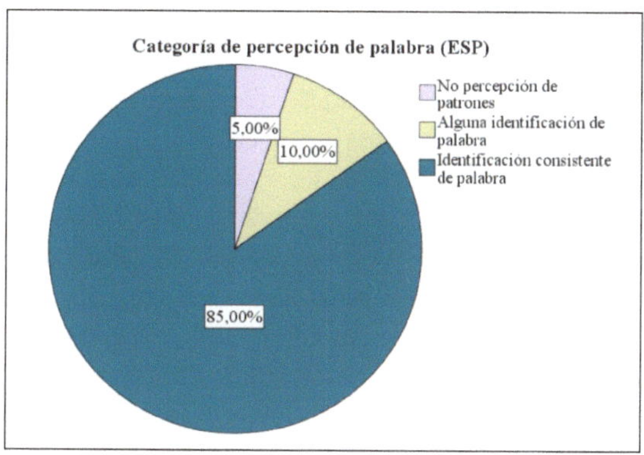

Figura 1. Distribución según categorías de percepción de palabra (ESP).

DISCUSIÓN

Dentro de las pruebas utilizadas para el cribado de la DA, los PEATC-A poseen una efectividad y eficiencia demostradas [16], al igual que la ATL usada en el seguimiento [19].

El desarrollo de algunas habilidades lingüísticas de los niños con IC parece que sigue una trayectoria diferente cuando se les compara con niños con sordera profunda sin implante, al igual que ocurre con algunas habilidades en comparación con niños normoyentes. Dicha trayectoria podría entenderse mejor si analizamos las relaciones existentes entre la señal acústica proporcionada por el IC, el proceso de percepción y las habilidades lingüísticas de los niños con IC. Dichas relaciones ayudarán a comprender cuál es el proceso que caracteriza el desarrollo del lenguaje de estos [9].

El uso de IC frente a audífonos ha sido ampliamente estudiado, concluyendo que ambos permiten una ganancia auditiva significativa [20-21]. Sin embargo, la implantación ofrece unos mejores resultados que los audífonos (Miyamoto y cols. [22], Manrique y cols. [23]), lo cual también se comprueba en nuestro estudio a través del análisis de las ATL medias con ambos dispositivos.

Se ha demostrado que los niños con un IC unilateral presentan mayores dificultades auditivas y de localización del sonido [24]. Existen diversos estudios que aseguran que la estrategia de estimulación bimodal (IC más audífono) [25], ha demostrado mayor discriminación del lenguaje en comparación con audífonos o un solo implante [21, 26-28]. Diferentes estudios han demostrado que la implantación bilateral presenta una mejora en la percepción del sonido en silencio [29], detección y percepción del discurso [30-32] e inteligibilidad en ruido [29] y localización del sonido [31], permitiendo, a su vez, mejorar la comprensión de la palabra hablada [32]. Otro beneficio de la bilateralidad radica en la completa estimulación de las vías y centros del sistema auditivo, promoviendo el desarrollo bilateral del córtex auditivo, cuestión no alcanzable en el caso de una estimulación unilateral con un único IC [33].

En nuestro estudio comprobamos una ganancia auditiva estadísticamente significativa tanto con la implantación unilateral como con la bilateral. Sin embargo, nuestros resultados muestran que dicha ganancia es menor con los IC bilaterales, siendo esta diferencia estadísticamente significativa.

Respecto a la duda de realizar el implante de forma secuencial o simultáneo, existen estudios que muestran que es mejor la modalidad simultánea o, de no ser posible, que el tiempo trascurrido entre ambos IC sea el mínimo posible (Manrique et al., 2004) [28], ya que se ha comprobado que existe una edad crítica a partir de la cual el segundo IC deja de ser efectivo [34]. La razón de esta actitud está basada en alcanzar un normal desarrollo de la actividad cortical auditiva [28, 33, 35].

Muchos de los resultados que se obtienen del estudio del lenguaje en niños con IC destacan por la gran variabilidad interindividual, proponiéndose algunos factores (ya mencionados en la introducción) que pueden afectar al beneficio obtenido con el implante. La relación de todas estas variables es difícil de cuantificar, pero tenerlas en cuenta puede ser de especial interés cuando se evalúa y trabaja con niños con IC que no muestran una mejora significativa [9].

Otro aspecto a tener en cuenta es la edad de implante. Si bien, a nivel audiométrico no se han visto grandes diferencias entre los estratos etarios (como también se comprueba en nuestro estudio), la mayor prematuridad de la intervención se ha relacionado muy estrechamente con un mayor desarrollo neurológico [18, 36] y, con ello, lingüístico y verbal. De esta manera se ha demostrado que una implantación antes del año o, al menos, no más tarde de los dos años de edad cronológica, está asociada a una mayor capacidad de percepción, comprensión y producción del lenguaje y a una mejor habilidad de lectura. Todo esto, para ser lo más efectivo y eficiente posible, ha de estar acompañado de una rehabilitación auditivo-verbal los más intensa y continua posible [36, 37].

En lo referente a nuestro estudio, los test de identificación de bisílabas de Cárdenas-Marrero y el Test de Percepción Temprana de la Palabra (ESP), nos permitió ver que la mayoría de ellos alcanza un alto nivel de identificación de bisílabas, en el caso del primer test, y una identificación consistente de la palabra (categoría 4 de 4), en el caso del segundo. Un análisis comparativo de estos resultados con la edad de implante y el tipo de este, no mostró diferencias estadísticamente significativas, lo cual podría deberse a la escasa muestra de niños que evoluciona negativamente.

El estudio de la evolución lingüística, a través del test Peabody, mostró que los niños implantados antes de los 18 meses evolucionaban mejor que aquellos que lo hacían después de los 36 meses, si bien el estrato intermedio no demostró diferencias en comparación con estos dos extremos. Estos datos concuerdan con algunos estudios que aseguran que existe un periodo crítico de unos dos años en los que es importante la implantación temprana, mientras que más allá de los 4 años los efectos de la deprivación auditiva son irreversibles, existiendo un periodo intermedio en el cual no se demuestra una variación interna significativa [36, 38]. En este sentido, Niparko y cols. [39] demostraron la asociación positiva entre la implantación temprana y un mejor desarrollo verbal, asegurando que cada año que se recorta al periodo de deprivación auditiva supone un mayor desarrollo verbal.

Analizando este test en relación al tipo de IC, se comprobó una distribución favorable hacia los IC bilaterales simultáneos, no existiendo una diferencia estadísticamente significativa entre los tres tipos de IC. Esto puede deberse a la pequeña muestra que suponían aquellos a los que se les realizó dicho test.

CONCLUSIONES

El implante coclear obtiene unos resultados auditivos mejores que la estimulación audioprotésica, además de mejorar significativamente el pronóstico de la deficiencia auditiva severa-profunda, demostrando ser un tratamiento efectivo contra dicha deficiencia y sus comorbilidades. La edad es fundamental en el desarrollo verbal (relación inversamente proporcional), no así en la ganancia auditiva. El análisis del desarrollo verbal basado en el tipo de implante mostró una distribución favorable a los IC bilaterales simultáneos, pero sin una diferencia estadísticamente significativa.

DECLARACIÓN DE INTERESES

Este estudio fue presentado como Trabajo de Fin de Grado en la Facultad de Medicina de la Universidad de Salamanca en mayo de 2018, siendo los tutores del mismo el Dr. Enrique González Sánchez y el Prof. Fernando Benito González, de la Unidad de Implante Coclear Pediátrico del Servicio de Otorrinolaringología del Complejo Asistencial Universitario de Salamanca, en colaboración con José Manuel Gorospe Arocena de la Unidad de Foniatría, Logopedia y Audiología infantil de dicho servicio.

BIBLIOGRAFÍA

1. Manrique M, Morera C, Moro M. Detección precoz de la hipoacusia infantil en recién nacidos de alto riesgo. Estudio multicéntrico. An Esp Padiatr. 1994; 40(59):11-45.
2. Programa de detección precoz de hipoacusia neonatal. Dirección General de Salud Pública, Drogodependencias y Consumo. Consejería de Sanidad y Asuntos Sociales. Gobierno de Castilla-La Mancha; 2013.
3. Trinidad Ramos G, Jáudenes Casaubón C. Sordera infantil. Del diagnóstico a la inclusión educativa. Madrid: Confederación Española de Familias de Personas Sordas; 2012.
4. Year 2007 Position Statement: Principles and Guidelines for Early Hearing Detection and Intervention Programs. PEDIATRICS. 2007;120(4):898-921.
5. Núñez-Batalla F, Trinidad-Ramos G, Sequí-Canet J, Alzina De Aguilar V, Jáudenes-Casaubón C. Indicadores de riesgo de hipoacusia neurosensorial infantil. Acta Otorrinolaringológica Española. 2012;63(5):382-90.
6. Marco J, Mateu Sanchís S. Libro blanco sobre hipoacusia. Madrid: Ministerio de Sanidad y Consumo, Secretaría General Técnica; 2003.
7. Yoshinaga-Itano C, Sedey AL, Coulter DK, Mehl AL. Language of earlyand later-identified children with hearing loss. Pediatrics. 1998;102:1161–71.
8. Robinshaw HM. The pattern of development from non-communicative behavior to language by hearing-impaired infants. Br J Audiol. 1996;30:177–98.
9. Moruno López E. Desarrollo del lenguaje en niños con implante coclear: diseño de un corpus y su aplicación al estudio de la fonología. Departamento de Filología Española, Italiana, Románica, Teoría de la Literatura y Literatura Comparada. Facultad de Filosofía y Letras. Universidad de Málaga; 2016.
10. Ponton CW, Don M, Eggermont JJ, Waring MD, Kwong B, Masuda A. Auditory system plasticity in children after long periods of complete deafness. NeuroReport. 1996;8(1):61-5.
11. Gordon KA, Papsin BC, Harrison RV. Activity-dependent developmental asticity of the auditory brainstem in children who use cochlear implants. Ear Hear. 2003;24(6):485-500.
12. Gordon KA, Papsin BC, Harrison RV. Effects of cochlear implant use on the electrically evoked latency response in children. Hearing Researdh. 2005;204(1-2):78-89.
13. Papsin B, Gysin C, Picton N, Nedgelski J, Harrison R. Speech perception measures in prelinguistic deaf children up to 4 years after cochlear implantation. Ann Otol Rhinol Laryngol Suppl. 2000;185:38-42.
14. Kirk KI, Miyamoto RT, Ying E, Lento C, O'Neill T, Fears F. Effects of age at implantation in young children. Ann Otol Rhinol Laryngol Suppl. 2002;189:69-73.
15. Davis A, Wood S. The epidemiology of childhood hearing impairment: factors relevant to planning of services. Br J Audiol. 1992;26:77–90.
16. Programa de detección precoz y atención integral de la hipoacusia infantil en Castilla y León. [Valladolid]: Consejería de Sanidad. junta de Castilla y León; 2004.
17. Hickok G, Poeppel D. Dorsal and ventral streams: a framework for understanding aspects of the functional anatomy of language. Cognition. 2004;92:67-99.
18. Friederici AD, Alter K. Lateralization of auditory language functions: a dynamic dual pathway model. Brain and language. 2004;89(2):267-76.
19. 14. Dhondt C, Swinnen F, Dhooge I. Bilateral cochlear implantation or bimodal listening in the paediatric population: Retrospective analysis of decisive criteria. Int J Pediatr Otorhinolaryngol. 2018;104:170-7.
20. Seeber BU, Baumann U, Fastl H. Localization ability with bimodal hearing aids and bilateral cochlear implants. J Acoust Soc Am. 2004;116:1698-709.
21. Morera C, Manrique M, Ramos A, García-Ibáñez L, Cavalle L, Huarte A et al. Advantages of binaural hearing provided through bimodal stimulation via a cochlear implant and a conventional

hearing aid: A 6-month comparative study. Acta Otolaryngol Suppl. 2005;125:596-606.

22. Miyamoto R, Kirk K, Todd S, Robins A, Osberger M. Speech perception skills of children with multichannel cochlear implant or hearing aid. Ann Otol Rhinol Laryngol. 1995;104(166):334-7.
23. Manrique M, Huarte A, Cervera F, Espinosa J, Molina M, Garcia Tapia R. Indications and counter indications for cochlear implantation in children. Am J Otol. 1998;19:332-6.
24. Luntz M, Brodsky A, Hafner H, Shpak T, Feiglin H, Pratt H. Sound localization in patients with cochlear implant-preliminary results. Int J Pediatr Otorhinolaryngol. 2002;64(1):1-7.
25. Real Patronato de Prevención y Atención a Personas con Minusvalía, Comisión de Expertos. Implantes Cocleares. Acta Otorrinol Esp. 2002;53:305-16.
26. Seeber BU, Baumann U, Fastl H. Localization ability with bimodal hearing aids and bilateral cochlear implants. J Acoust Soc Am. 2004;116:1698-1709.
27. Beijen J, Mylanus E, Leeuw A, Snik A. Should a Hearing Aid in the Contralateral Ear Be Recommended for Children with a Unilateral Cochlear Implant?. Ann Otol Rhinol Laryngol. 2008;117(6):397-403.
28. Tange R, Grolman W, Dreschler W. What to do with the other ear after cochlear implantation. Cochlear Implants International. 2009;10(1):19-24.
29. Van Hoesel RJM, Tyler RS. Speech perception, localization and lateralization with bilateral cochlear implants. J Acoust Soc Am. 2003;113(3):1617-30.
30. Mok M, Gakvin KL, Dowell RC. Spatial unmasking and binaural advantage for children with normal hearing, a cochlear implant and a hearing aid, and bilateral implants. Audiol NeuroOtol. 2007;12(5):295-306.
31. Litovsky RY et al. Bilateral cochlear implants in children: localization acuity measured with minimum audible angle. Ear Hear. 2006;27(1):43-59.
32. Brown KD, Balkany TJ. Benefits of bilateral cochlear implantation: a review. Curr Opin Otolaryngol Head Neck Surg. 2007;15:315-8.
33. Gordon KA, Wong DD, Papsin BC. Cortical function in children receiving bilateral cochlear implants simultaneously or after a period of interimplant delay. Otol NeuroOtol. 2010;31:1293-99.
34. Graham J, Vickers D, Eyles J, Brinton J, Al Malky G, Aleksy W et al. Bilateral sequential cochlear implantation in the congenitally deaf child: evidence to support the concept of a 'critical age' after which the second ear is less likely to provide an adequate level of speech perception on its own. Cochlear Implants Int. 2009;10(3):119-41.
35. Hickok G, Poeppel D. The cortical organization of speech processing. Nature Reviews Neuroscience. 2007;8:393-402.
36. Geers A. Speech, Language, and Reading Skills After Early Cochlear Implantation. Arch Otolaryngol Head Neck Surg. 2004;130(5):634.
37. Fink N, Wang N, Visaya J, Niparko J, Quittner A, Eisenberg L et al. Childhood Development after Cochlear Implantation (CDaCI) study: Design and baseline characteristics. Cochlear Implants Int. 2007;8(2):92-112.
38. Holt R, Svirsky M. An Exploratory Look at Pediatric Cochlear Implantation: Is Earliest Always Best?. Ear and Hearing. 2008;29(4):492-511.
39. Niparko J, Emily T, Donna T, Laurie E. Spoken Language Development in Children Following Cochlear Implantation. JAMA. 2010;303(15):1498.

eISSN 2444-7986
DOI: https://doi.org/10.14201/orl.18642

ARTÍCULO ORIGINAL

ESTUDIO RETROSPECTIVO SOBRE LA INCIDENCIA Y TRATAMIENTO DE EPISTAXIS EN UN ÁREA DE SALUD EN EL PERÍODO 2011 A 2017

Retrospective study about the incidence and treatment of epistaxis in a health area in the period 2011 to 2017

Elena HELLÍN-VALIENTE; Esteban MERINO-GÁLVEZ; Diego HELLÍN-MESEGUER

Hospital Rafael Méndez. Servicio de Otorrinolaringología. Lorca. Murcia. España. Hospital Clínico Universitario Virgen de la Arrixaca. Murcia. España

Correspondencia: elena_07_02@hotmail.com

Fecha de recepción: 13 de junio de 2018
Fecha de aceptación: 12 de julio de 2018
Fecha de publicación: 13 de julio de 2018
Fecha de publicación del fascículo: 15 de marzo de 2019

Conflicto de intereses: Los autores declaran no tener conflictos de intereses
Imágenes: Los autores declaran haber obtenido las imágenes con el permiso de los pacientes

RESUMEN: Introducción y objetivo: La epistaxis es un signo clínico frecuente y un motivo de consulta urgente habitual. Tenemos escasos datos sobre su epidemiología y el tratamiento aplicado en nuestra Región. Los objetivos del estudio son conocer su incidencia en nuestro medio, conocer sus características epidemiológicas, determinar factores asociados a ella y conocer sus distintos tratamientos. Método: Estudio observacional retrospectivo que describe y analiza los pacientes atendidos por epistaxis en la Unidad de Urgencias del Hospital Rafael Méndez, de Lorca (Murcia, España), durante un período de 7 años. Se estudian 2.138 pacientes. Resultados: La incidencia global fue de 1,75 casos /1.000 habitantes por año. El 96,5% fueron anteriores. Predominio en varones, ratio hombre/mujer de 2/1. Fue más frecuente en mayores de 50 años, con una edad media de 54,94 años. La mayor incidencia se dio en primavera e invierno. El 96% del total fueron dados de alta a domicilio. Presenta relación con la hipertensión arterial, aunque sin significación estadística. El tratamiento más utilizado en general fue taponamiento anterior. El 46% de las epistaxis posteriores precisó tratamiento quirúrgico, con una estancia media hospitalaria de 6 días. Conclusiones: Las epistaxis atendidas en urgencias suelen tener un origen anterior, afectar a varones mayores de 50 años con comorbilidad añadida, y suelen resolverse de manera ambulatoria. Las epistaxis posteriores requieren ingreso hospitalario y, con frecuencia, tratamiento quirúrgico.

PALABRAS CLAVE: Epistaxis; urgencias ORL; sangrado; epidemiología; hipertensión; tratamiento.

SUMMARY: Introduction and objective: Epistaxis is a frequent clinical sign and it is a usual reason for urgent consultation. We have limited data about its epidemiology and its treatment in our Region. The objectives of the study consist on: to know its incidence in our area and its epidemiological characteristics, to identify the factors associated with it and to know its different treatments. Method: An observational retrospective study that describes and analyzes all patients treated for epistaxis in the emergency department in Rafael Méndez Hospital, in Lorca (Murcia, Spain), during a period of 7 years. We studied 2.138 patients. Results: The global incidence was 1.75 cases /1,000 inhabitants per year. 96.5% were anterior epistaxis. Predominance in males, male: female ratio of 2:1. More frequent in people over 50 years old, with an average age of 54.94 years. The highest incidence was in spring and winter. 96% of the total were discharged from hospital. It is related to arterial hypertension, although without statistical significance. The most commonly used treatment was anterior nasal packing. 46% of the posterior epistaxis required surgical treatment, with a mean hospital stay of 6 days. Conclusions: Epistaxis seen in the emergency department usually has a anterior origin, affects men older than 50 years with added comorbidity, and usually resolves on an outpatient basis. Posterior epistaxis requires hospital admission and, frequently, surgical treatment.

KEYWORDS: Epistaxis; ENT emergencies; bleeding; epidemiology; hypertension; treatment.

INTRODUCCIÓN

Con el término epistaxis se define toda hemorragia con origen en las fosas nasales. Esta palabra deriva del griego y significa fluir gota a gota [1]. La localización anatómica de la nariz como apéndice que sobresale en el centro de la cara, sujeta a todo tipo de traumatismos. La abundante vascularización de las fosas nasales hace que este signo se presente con gran frecuencia. Aunque es un problema muy común, los datos sobre la incidencia y prevalencia de la epistaxis son muy variables, y probablemente infravalorados, ya que la mayoría de los episodios son autolimitados y no precisan atención médica. Globalmente se estima que el 60% de la población puede presentar al menos un episodio de epistaxis a lo largo de su vida, pero solo entre un 6-10% de ellos necesitará asistencia médica [2-5]. En la mayoría de los casos, se produce en escasa cuantía y se resuelve de forma espontánea, pero en ocasiones, estos episodios pueden alcanzar mayor gravedad, poniendo en riesgo, incluso, la vida del paciente [6]. Las epistaxis anteriores son las más frecuentes (90%) [5, 7, 8-11], y la mayoría de ellas ceden de forma espontánea o con tratamiento conservador realizado por el propio paciente, sin necesidad de asistencia médica [12]. Hasta el 90% de estos sangrados se originan en un área hipervascularizada en el septo nasal, Plexo de Kiesselbach o Área de Little [13], lugar donde se anastomosan ramas de las arterias esfenopalatina, etmoidal anterior y labial. Se producen generalmente en jóvenes y niños, y suelen ser de buen pronóstico [14]. Las epistaxis posteriores son menos frecuentes (10%), y tienen su origen en el plexo de Woodruff, en las ramas posteriores de la arteria esfenopalatina, rama de la carótida externa y también puede originarse de la arteria etmoidal posterior, rama de la arteria carótida interna [13]. Se suelen presentar principalmente en adultos, tienen una resolución complicada y el pronóstico puede llegar a ser grave. En ellas es difícil encontrar el lugar de origen del sangrado [14]. Aunque la mayoría de las epistaxis se consideran esenciales o idiopáticas, al no conocer la causa

[14], en ocasiones sí se identifica la misma, bien sea de causa local (traumatismo, cuerpo extraño, úlcera...) o de causa sistémica (medicamentos, alteraciones vasculares). Para realizar un manejo adecuado de la hemorragia nasal se debe tratar la epistaxis como un síntoma, el cual se debe aliviar, es decir detener el sangrado en primera instancia para luego identificar la causa. En la actualidad no existe un tratamiento ideal para la epistaxis, existe controversia sobre cuál es el tratamiento más adecuado como primer acto médico, si la cauterización o el taponamiento [12]. De lo que no cabe duda es que la epistaxis es un proceso muy frecuente que una buena parte de la población ha experimentado o experimentará alguna vez en su vida, aunque, debido a que la mayoría no requieren atención médica, su incidencia y prevalencia son difíciles de calcular. Aun así, supone una de las urgencias más frecuentes de la especialidad [15].

No tenemos datos reales sobre la incidencia en nuestra región y, por ello, planteamos este estudio, con el objetivo principal de conocer la incidencia y prevalencia de epistaxis en el Área III de Salud de Murcia (España), además de conocer las principales características epidemiológicas de los pacientes ingresados por epistaxis, determinar algunos posibles factores causales y conocer sus distintos tratamientos.

MATERIAL Y MÉTODO

Realizamos un estudio observacional retrospectivo de los pacientes atendidos en el servicio de Urgencias del Hospital Rafael Méndez de Lorca, entre los años 2011 y 2017. Recogimos los datos del total de pacientes atendidos en urgencias de nuestro hospital y periodo de tiempo indicado (536.287 pacientes). De ellos, se extrajo los datos de aquellos que fueron de causa de otorrinolaringología (ORL) (57.439 pacientes). Finalmente, se separaron aquellos que acudieron por epistaxis (2.138 pacientes). En ellos se describieron y analizaron las variables estudiadas en ambos grupos, epistaxis anterior (2.064 pacientes) y epistaxis posterior (aquellas epistaxis en la que no se objetivó un punto de sangrado anterior activo o sospechoso) (74 pacientes). Por último, se obtuvo una muestra aleatoria, para la cual se consultaron las historias clínicas de 90 pacientes con epistaxis anterior y 50 pacientes con epistaxis posterior, para estudiar otras variables más específicas acerca de los antecedentes de los pacientes y el tratamiento realizado, y comparamos así las variables estudiadas entre ambos grupos de la muestra. En el caso de las epistaxis anteriores se aleatorizó según el número de historia clínica (NHC), En el caso de las epistaxis posteriores, se consultaron los informes de alta de los ingresados. Se solicitó permiso al Comité de Investigación del Área III de Salud de la Región de Murcia, a la que pertenece el hospital Rafael Méndez. Las variables analizadas se encuentran en las tablas 1, 2 y 3. Se realizó análisis estadístico mediante el software estadístico SPSS 22.0 (IBM, Armonk, NY).

RESULTADOS

La población de referencia censada del área sanitaria del Hospital Rafael Méndez en el año 2017 era de 174.416 habitantes.

Durante el período estudiado acudieron 536.287 pacientes a urgencias, de los cuales 57.439 (10,71%) fueron por patología ORL. De ellos, 2.138 pacientes consultaron por epistaxis. Esto representaba el 3,72% de todas las urgencias ORL atendidas en general en urgencias, y el 10,32% de las urgencias atendidas por médicos especialistas ORL. El motivo de consulta ORL más frecuente en la puerta de urgencias fue catarro o infección vías altas (19,7% de las urgencias ORL). Con la tasa de frecuentación estudiada, las epistaxis totales supusieron una incidencia de 1,754 casos por 1.000 habitantes y año. De ellas, las epistaxis anteriores representaban 1,685 casos por 1.000 habitantes y año, y las posteriores 0,063 casos por 1.000 habitantes y año calculado en base a la población atendida por nuestro centro sanitario que es de 174.416 habitantes.

Tabla 1. Datos epistaxis general.

		Número pacientes	Frecuencia respecto al total
Tipos	Anterior	2.064	96,50 %
	Posterior	74	3,50 %
Sexo	Hombre	1.384	64,70 %
	Mujer	754	35,30 %
Edad	<15 años	248	11,60 %
	15 - 21 años	109	5,10 %
	22 - 50 años	386	18,10 %
	>50 años	1395	65,20 %
Situación al alta	Domicilio	2.056	96,20 %
	Hospitalización	64	3 %
	Traslado	6	0,3 %
	Alta voluntaria	1	0 %
	Fuga	11	0,5 %
Unidad de Gestión	Urgencias	1.166	54,50 %
	ORL	949	44,40 %
	Pediatría	23	1,10 %

Del total de urgencias atendidas por epistaxis, 1.384 eran varones (64,7%) y 754 mujeres (35,3%) En cuanto a la localización de la epistaxis, el 96,5% fueron anteriores y el 3,5% restantes fueron de origen posterior.

Respecto a la edad, se dividió a la población en grupos etarios que nos parecieron más homogéneos para lograr mayor significación en el contraste, donde el 11,6% fueron menores de 15 años, 5,1% tenían entre 15 y 21 años, el 18,1% tenían entre 22 y 50 años y el 65,2% restante tenían más de 50 años (1.395 pacientes). La edad media fue de 54,94 años, con una desviación típica de 25,429.

Del total de pacientes atendidos por epistaxis, solo 64 pacientes (3%) precisaron hospitalización en nuestro centro mientras que 9 fueron derivados para embolización a nuestro hospital de referencia, siendo el resto alta domiciliaria tras la primera atención.

La atención médica fue prestada por especialistas ORL en el 44,4% de los pacientes (949), y el resto por médicos de urgencias, salvo el 1% que fue atendido por pediatras (23 pacientes) La mayoría de los pacientes pertenecían a la Región de Murcia (98%), correspondiendo todos ellos al Servicio Murciano de Salud. El 58% de ellos residían en Lorca y el 14% en Totana-WAledo.

a tasa de frecuentación anual por epistaxis en los años estudiados oscilaba entre 260 (en el año 2011) y 345 pacientes (en el año 2014).

Los meses con mayor frecuencia de epistaxis atendidas fueron enero, marzo, abril y mayo, oscilando entre el 10,4% a 11,2% (223 a 240 pacientes). Los meses de menor frecuencia fueron agosto, septiembre y octubre, oscilando entre 5,1% a 5,6% (110 a 120 pacientes). Esta variación estacional se muestra en Figura 1.

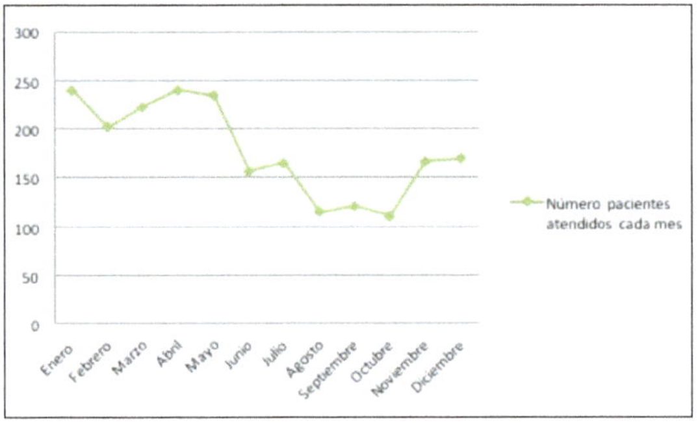

Figura 1. Variación estacional.

El día de la semana de mayor atención fue lunes, el 18,3% de las epistaxis totales y el de menor atención fue domingo (8,9%)

Cuando comparamos las epistaxis anteriores y posteriores con las variables epidemiológicas descritas (Tabla 2), observamos que ambos tipos de epistaxis fueron más frecuentes en mayores de 50 años. Las epistaxis posteriores fueron poco frecuentes en menores de 15 años (4%), siendo significativo comparándolas con las anteriores que representaban el 11,8% ($p<0,05$). En cuanto al sexo, ambos tipos de epistaxis fueron más frecuentes en varones ($p>0,1$), sin llegar a ser significativa.

Respecto a la situación al alta, la mayoría de epistaxis anteriores (99,4%) fueron dadas de alta a domicilio, mientras que la mayoría de epistaxis posteriores (86,48%) precisaron hospitalización y 6 pacientes traslado a otro hospital. Se demostró una diferencia estadística muy significativa ($p<0,001$).

La mayoría de las epistaxis posteriores fueron atendidas por médicos especialistas ORL (63,5%) , a diferencia de las anteriores que fueron atendidas por médicos de urgencias en el 55,23% y el 43,70% por especialistas ORL ($p <0,05$).

Al comparar ambos grupos de epistaxis no se observó diferencia significativa en la frecuentación entre los días de la semana y los meses del año ($p>0,5$).

Para comparar de forma adecuada las diferentes clases de epistaxis con distintas variables clínicas, como tipo de tratamiento y posibles asociaciones causales, comparamos las dos muestras

Tabla 2. Datos comparativos epistaxis anterior – epistaxis posterior.

			Frecuencias absolutas	Frecuencias según tipo epistaxis	Significación estadística
Sexo	EA	Hombre	1.332	64,53 %	P: 0,310
		Mujer	732	35,46 %	
	EP	Hombre	52	70,27 %	
		Mujer	22	29,73 %	
Edad (años)	EA	<15	245	11,87 %	P: 0,015
		15 - 21	108	5,23 %	
		22 - 50	365	17,68 %	
		>50	1.346	65,21 %	
	EP	<15	3	4,05 %	
		15 - 21	1	1,35 %	
		22 - 50	21	28,37 %	
		>50	49	66,21 %	
Situación al alta	EA	Domicilio	2.052	99,41 %	P<0,001
		Hospitalización	0	0 %	
		Alta voluntaria	1	0,04 %	
		Fuga	11	0,53 %	
		Traslado	0	0 %	
	EP	Domicilio	4	5,4 %	
		Hospitalización	64	86,48 %	
		Alta voluntaria	0	0 %	
		Fuga	0	0 %	
		Traslado	6	8,1 %	
Unidad de gestión	EA	Urgencias	1.141	55,28 %	P: 0,003
		ORL	902	43,70 %	
		Pediatría	21	1,01 %	
	EP	Urgencias	25	33,78 %	
		ORL	47	63,51 %	
		Pediatría	2	2,70 %	

Tabla 3. Datos comparativos de la muestra recogida (epistaxis anterior y epistaxis posterior).

			n	%	p
Sexo	EA	Varón	43	48 %	0,001
		Mujer	47	52 %	
	EP	Varón	39	78 %	
		Mujer	11	22 %	
Edad	EA	<15 años	17	18,88 %	0,001
		15 - 21 años	5	5,55 %	
		22 - 50 años	11	12,22 %	
		>50 años	57	63,33 %	
	EP	<15 años	0	0 %	
		15 - 21 años	0	0 %	
		22 - 50 años	14	28 %	
		> 50 años	36	72 %	
HTA		EA	45	50 %	0,650
		EP	27	54 %	
DM		EA	15	16 %	0,622
		EP	10	20 %	
DLP		EA	21	23 %	0,387
		EP	15	30 %	
FA		EA	9	10 %	0,175
		EP	9	18 %	
Cardiopatía isquémica		EA	6	6,6 %	0,308
		EP	5	10 %	
Antiagregación / Anticoagulación		EA	16	17,7 %	0,102
		EP	15	30 %	
Tratamiento	EA	TA	39	43 %	< 0,001
		TA+C	20	22 %	
		TA+ingreso	1	1 %	
		No tto.	30	33 %	
	EP	SDB	19	38 %	
		TP	11	22 %	
		SDB+TP	6	12 %	
		TP+C	9	18 %	
		TP+ E	5	10 %	
Traslado		EA	0	0 %	<0,001
		EP	5	10 %	
Transfusión		EA	0	0 %	<0,001
		EP	4	8 %	
Cirugía		EA	0	0 %	<0,001
		EP	23	46 %	

EA: epistaxis anterior; EP: epistaxis posterior. TA: taponamiento anterior; TP: taponamiento posterior; C: cauterización; SDB: sonda de doble balón; E: embolización.

de pacientes de cada grupo de epistaxis elegidos de forma aleatoria con 90 epistaxis anteriores y 50 posteriores, con los resultados recogidos en laTabla 3.

Se comparó la presencia de factores asociados en cada tipo de epistaxis, como se muestra en la Figura 2. La hipertensión arterial (HTA) estaba presente en 45 pacientes con epistaxis anterior (50%), y en 27 pacientes con epistaxis posterior (54%), no observándose una diferencia significativa (p>0,5). La diabetes mellitus (DM) estaba presente en 15 pacientes con epistaxis anterior (16%), y en 10 pacientes con epistaxis posterior (20%), sin relación estadísticamente significativa (p>0,5). La dislipemia (DLP) estaba presente en 21 pacientes con epistaxis anterior (23%), y en 15 pacientes con epistaxis posterior (30%) (p>0,1). La fibrilación auricular (FA) estaba presente en 9 pacientes con epistaxis anterior (10%), y en 9 pacientes con epistaxis posterior (18%) (p>0,1). La cardiopatía isquémica estaba presente en 6 pacientes con epistaxis anterior (6,6%), y en 5 pacientes con epistaxis posterior (10%) (p>0,1). La antiagregación o anticoagulación estaba presente en 16 pacientes con epistaxis anterior (17,7%), y en 15 pacientes con epistaxis posterior (30%) (p>0,1). No consta datos de pacientes con patología hematológica.

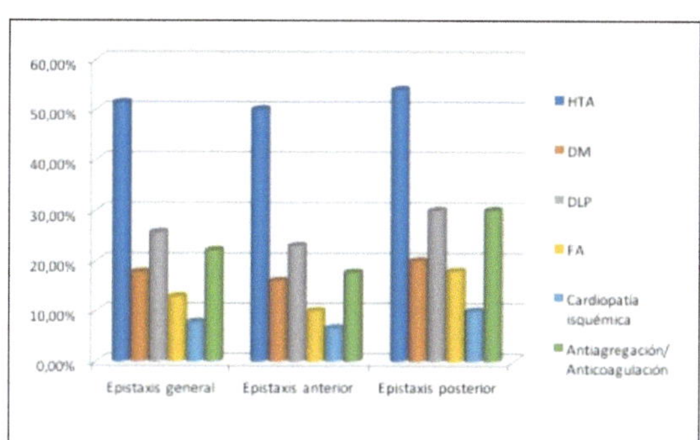

Figura 2. Frecuencia comorbilidades asociadas según tipo epistaxis.

No se observó diferencia entre el origen de la epistaxis y la lateralidad de la fosa nasal, teniendo la misma frecuencia la epistaxis derecha e izquierda.

En cuanto al rango de edad en la muestra recogida, como observamos en la Figura 3, comprobamos que en las epistaxis anteriores hubo 17 pacientes menores de 15 años, 5 pacientes entre 15 y 21 años, 11 pacientes entre 22 y 50 años, y 57 pacientes mayores de 50 años. En las epistaxis posteriores, comprobamos que no hubo ningún paciente menor de 22 años, 14 pacientes entre 22 y 50 años, y 36 pacientes mayores de 50 años. Hubo diferencia estadísticamente significativa (p: 0,001).

La edad media de las epistaxis anteriores fue de 54,80 años con una desviación típica de 25,58. En las posteriores, la edad media fue de 58,89 con una desviación típica de 20,29 (p<0,05).

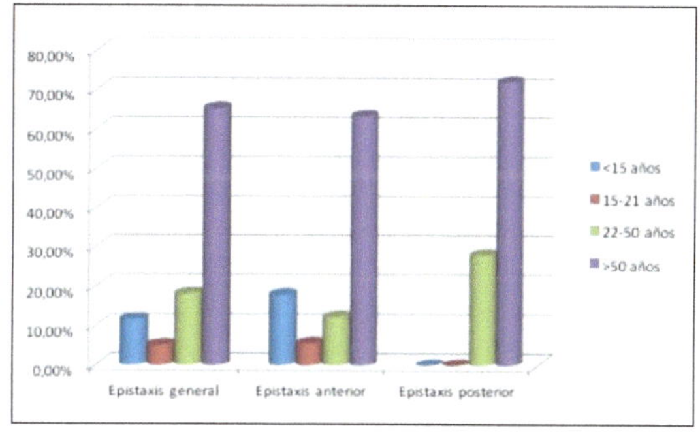

Figura 3. Frecuencia epistaxis según rango de edad.

La edad media de los pacientes con epistaxis y antiagregados o anticoagulados (74,67 años), es significativamente mayor que en los no antiagregados o anticoagulados (47,89 años) (p<0,001). La edad media de los pacientes con DM (69,72 años), es significativamente mayor que en los pacientes sin DM (50,75 años) (p<0,001).

La edad media de los pacientes con HTA (69,13 años), es significativamente mayor que en los pacientes no hipertensos, con una edad media de 38,26 años (p<0,001).

En cuanto al sexo, el 48% de las epistaxis anteriores eran varones, y en las posteriores fueron el 78% (p<0,001).

Respecto al tipo de tratamiento recibido, en las epistaxis anteriores 20 pacientes (22,2%) recibieron taponamiento anterior y cauterización, 1 paciente (1,1%) precisó taponamiento anterior con ingreso, 39 pacientes (43,3%) necesitaron taponamiento anterior, y 30 pacientes (33,3%) no necesitaron tratamiento, siendo el sangrado autolimitado. En las epistaxis posteriores, 19 pacientes (38%) recibieron sonda con doble balón, 11 pacientes (22%) necesitaron taponamiento posterior, 6 pacientes (12%) precisaron sonda y taponamiento posterior, 9 pacientes (18%) precisaron taponamiento posterior y cauterización, y 5 pacientes (10%) necesitaron taponamiento posterior y embolización (p<0,001). Todos ellos fueron ingresados, ya sea en nuestro hospital o en el de referencia.

Estudiando las epistaxis en general, se observó que los tratamientos que más se realizaron para tratar la epistaxis fueron taponamiento anterior (27,9%), taponamiento anterior y cauterización (20,7%) o incluso sin necesidad de tratamiento por ser autolimitado (21,4%). Los tratamientos menos realizados fueron taponamiento posterior y embolización (3,6%) y sonda y taponamiento posterior (4,3%). El tipo de taponamiento anterior más utilizado fue el de paquetes de Spongostan® (60%), seguido de taponamientos con gasa (37%), recurriendo al Merocel® solo de forma ocasional.

En los pacientes con epistaxis posterior, fue necesario el traslado a otro centro en 5 pacientes (10%), mientras que en las epistaxis anteriores no se realizó traslado en ningún paciente (p<0,001).

En los pacientes con epistaxis posterior, fue necesario tratamiento quirúrgico en 23 pacientes (46%), mientras que no fue necesario en ningún paciente con epistaxis anterior (p<0,001).

La transfusión sanguínea fue necesaria en 4 pacientes (8%) con epistaxis posterior, y en ningún paciente con epistaxis anterior (p<0,001).

En cuanto a la media de los días de ingreso en los pacientes hospitalizados (solo en epistaxis posterior), es de 6,06 días, con una desviación típica de 6,159.

La duración media del taponamiento en la epistaxis posterior fue de 3,71 días, con una desviación típica de 2,245.

DISCUSIÓN

La epistaxis es un signo clínico y motivo de consulta frecuente en urgencias hospitalarias. Es la principal causa de sangrado nasosinusal suponiendo un 3,72% de los pacientes atendidos en urgencias ORL, siendo la causa más frecuente de consulta por sintomatología ORL el catarro o infección de vías altas (19,7%). Si solo tenemos en cuenta los pacientes atendidos por médicos especialistas de ORL el porcentaje se eleva al 10,32%. En la literatura, se indica la epistaxis como motivo de urgencia más frecuente, oscilando entre el 13% a 25% [4, 5 , 15-17]. Con menos frecuencia se menciona como patología muy frecuente, sin ser la primera causa [18, 19]. Nosotros observamos una frecuencia inferior a la citada en la literatura. Esto puede ser debido a la inclusión en el estudio de todos aquellos pacientes con patologías originadas en region nasosinusal, faringe, laringe, oído, cara y cuello de forma general, y no solo las atendidas por el especialista.

Debido a que la mayoría de los pacientes con epistaxis no solicitan atención médica, su incidencia y prevalencia en la población general es difícil de calcular. Se ha observado en diferentes estudios una incidencia de entre 0,6 a 1,7 casos por 1.000 habitantes y año, y una prevalencia de hasta el 60% [7, 20]. Nosotros hemos observado una incidencia de 1,754 casos por 1.000 habitantes y año de epistaxis general, acorde a lo obtenido en la literatura.

En cuanto a la clasificación de las epistaxis, encontramos en la literatura que la epistaxis anterior representa entre el 73 - 86% del total [5, 7, 9, 10, 21].

En nuestro estudio esta diferencia es más llamativa, encontrando epistaxis anterior en el 96,5% de los pacientes estudiados, y posterior en el 3,5%. Es probable que esta diferencia puede ser incluso mayor, ya que una buena proporción de epistaxis anteriores son autolimitadas y los pacientes no solicitan atención médica, no pudiendo ser incluidas, por tanto, en estos estudios.

Respecto al sexo, hemos observado en nuestro estudio, un predominio de epistaxis en varones (64,7%), con una ratio varón:mujer de 2:1. Estos datos son similares a los encontrados en la literatura, con un promedio de 66% varones y 33% mujeres [4, 7, 9, 10, 17]. Diferentes estudios sugieren que esta diferencia de prevalencia entre los sexos se deba en parte a la acción protectora de los estrógenos en la mujer [22, 23].

Al comparar el sexo en epistaxis anteriores y posteriores, la incidencia es mayor en varones en ambos tipos de epistaxis, pero esta diferencia es mucho mayor en las epistaxis posteriores, donde los varones representan el 78% de nuestra muestra. Estos datos son similares a los consultados en la bibliografía [7], existiendo, al igual que en nuestro estudio, una diferencia estadísticamente significativa.

Respecto a la edad, observamos que la gran mayoría de nuestros pacientes fueron mayores de 50 años (65,2%), con una edad media de 54,94 años, destacando un aumento de la frecuencia de la epistaxis a mayor edad. Algunos autores observan una distribución bimodal de la edad, con una mayor frecuencia en menores de 22 años y un segundo pico entre 61 y 80 años [7, 20].

Al comparar los pacientes con epistaxis anterior y posterior, observamos que los mayores de 50 años son el grupo mayoritario en ambos tipos. En las epistaxis anteriores los rangos de edad son más uniformes, pero predominan en los menores de 22 años (17,03%), siendo posteriores solo el 5,4%. De hecho, al comparar las edades medias en ambos grupos, vemos que en las anteriores la edad media es de 54,80 años, y en las posteriores es de 58,89 años. En la literatura, como nosotros, se observa que ambos tipos de epistaxis son más prevalentes en los mayores de 50 años [9]. En la literatura, en general, la epistaxis anterior tiene una mayor prevalencia en todas las edades, aunque las epistaxis posteriores prevalecen en los mayores de 80 años [7]. En cuanto a los rangos de edad en la muestra estudiada, obtenemos una diferencia estadísticamente significativa comparando ambos tipos de epistaxis (p: 0,001). Ningún paciente con epistaxis posteriores tenía menos de 22 años. Al igual que en la literatura, observamos el patrón bimodal en las epistaxis anteriores.

Como era de esperar, los pacientes con comorbilidad añadida (HTA, DM, antiagregación o anticoagulación) que presentan epistaxis tienen una edad media estadísticamente significativa mayor que los pacientes que no presentan estas patologías añadidas.

De todos los pacientes estudiados, el 96% fueron dados de alta a domicilio, mientras que un 3,7% necesitó ingreso hospitalario. Al comparar los grupos vemos que prácticamente todas las epistaxis anteriores fueron dadas de alta a domicilio (99,4%), mientras que todas las posteriores fueron hospitalizadas en nuestro centro o trasladados e ingresados tras embolización a nuestro hospital de referencia. En la literatura se observa una mayor frecuencia de ingresos hospitalarios, entre el 6% a 8% [4, 7 ,20], pero quizá justificado por una mayor frecuencia de epistaxis posteriores, puesto que son estas las que requieren ingreso. Comelli et al. [11], publican datos similares a los nuestros.

La mayoría de las anteriores fueron atendidos por urgencias al ser menos graves y la mayoría de las posteriores, más complejas, fueron atendidas por especialistas ORL.

En nuestro estudio observamos una importante variación estacional en la incidencia de epistaxis, siendo más prevalente en invierno y primavera, datos similares a los obtenidos en la bibliografía [4, 7, 11, 16, 20, 21, 24]. Esto puede justificarse por los cambios de temperatura y humedad y por la mayor incidencia de infecciones de vías altas y rinitis alérgica que se producen en estas estaciones. Sin embargo, se ha citado que el número de epistaxis diaria no se relaciona con la temperatura diaria [11].

Los días de atención más frecuente son los lunes (18,3%) y los domingos el de menor frecuentación (8,9%). Estos datos coinciden con Hijano et al. [18], y difieren de otras publicaciones que citan una mayor frecuentación los fines de semana [14]. Probablemente las epistaxis menos graves no demandan atención los días festivos.

No existe diferencia significativa en cuanto a la fosa de origen de la hemorragia siendo exactamente la misma en ambas fosas, hecho no mencionado en la literatura.

Se ha relacionado la epistaxis con diferentes factores de riesgo sistémicos, como son la HTA, DM, DLP, FA, cardiopatía isquémica y la antiagregación o anticoagulación normalmente por patología cardiovascular o cerebrales. Nosotros los hemos estudiado en la muestra recogida, y observamos que todos ellos son más frecuentes en las epistaxis posteriores, que también son más graves, por lo que se podría establecer una relación, aunque esta asociación no es estadísticamente significativa en ninguno de los grupos. Hay diferentes estudios que muestran estos factores de riesgo más prevalentes en las epistaxis [4, 9 ,10 ,21 ,25]. Otros estudios, que relacionan exclusivamente la HTA con la epistaxis posterior, observan cifras más elevadas de TA en la epistaxis posterior con una alta significación estadística [26].

En una revisión sistemática realizada en 2013 [27], en la que se analizó la relación entre HTA y epistaxis, no se pudo establecer una relación causal entre el aumento de la TA y el episodio agudo de epistaxis, puesto que existen factores de confusión como el estrés o el fenómeno de la «bata blanca», por tanto, no se puede conocer si la HTA es una causa o consecuencia de la epistaxis. En un metanálisis en el que se estudia la asociación HTA y epistaxis se ha observado que el riesgo de epistaxis estaba aumentado de forma significativa en los pacientes con HTA [28].

En cuanto al tratamiento utilizado en la epistaxis en general, los más usados han sido el taponamiento anterior (27,9%), taponamiento anterior y cauterización (20,7%) y ausencia de tratamiento en la epistaxis autolimitada (21,4%), mientras que el taponamiento posterior fue usado en el 8,6% de los pacientes. En la mayoría de estudios se observa una mucha mayor frecuencia de taponamientos anteriores que de taponamientos posteriores [9, 19], esto se debe a que también hay una mayor frecuencia de epistaxis anteriores que posteriores. Algunos estudios indican que la cauterización fue realizada con mayor frecuencia que el taponamiento anterior [21]. Otros estudios señalan que la cauterización solo se realizó en alrededor del 3% de los pacientes [5, 9, 19].

Al comparar ambos grupos de epistaxis, vemos que en las anteriores, el tratamiento más realizado ha sido el taponamiento anterior (43,3%), mientras que el 33,3% fueron autolimitadas, sin tratamiento médico, solo con compresión digital. Estos datos concuerdan con la literatura donde se establece el taponamiento anterior como el tratamiento más usado en las epistaxis anteriores [5]. Aunque cabe recordar que estos datos se refieren a pacientes que consultan en urgencias por epistaxis, por lo cual, asumimos que el tratamiento más frecuentemente realizado es la compresión digital, haciendo el sangrado autolimitado y no precisando así atención médica por parte del paciente. En las epistaxis posteriores, el tratamiento más realizado ha sido el taponamiento con sonda de doble balón (38%), y el segundo en frecuencia el taponamiento posterior (22%). Retuert R. et als [25], señalan un 42% de taponamientos posteriores, precisando cirugía en el 57%. El 46% de los pacientes con epistaxis posterior precisaron tratamiento quirúrgico (embolización, cauterización, o taponmiento posterior bajo anestesia general), y ninguno en las epistaxis anteriores. En la literatura se publica una incidencia mayor de tratamiento quirúrgico, alrededor del 57% [25]. El 8% de nuestros pacientes precisó transfusión sanguínea, cifra similar a lo observado en la bibliografía, que cita un 10% [19].

En cuanto a los pacientes ingresados, hemos observado una estancia media hospitalaria de 6,06 días. Esto concuerda con los datos obtenidos en la bibliografía donde se observa estancia media de entre 4 a 7 días [4, 21, 25].

El 10% de la muestra de nuestros pacientes precisó traslado a otro centro por precisar embolización selectiva de la arteria esfenopalatina por el servicio de radiología intervencionista del Hospital Universitario Virgen de la Arrixaca. No encontramos en la literatura datos respecto a la frecuencia de este tratamiento.

El tiempo medio de permanencia del taponamiento posterior es de 3,71 días, datos coincidentes con lo obtenido en la literatura [25].

CONCLUSIONES

La epistaxis es un motivo de consulta frecuente en la consulta urgente de ORL. La incidencia relativa aumenta con edad, siendo excepcionales las epistaxis posteriores en la población infantil

Son más frecuentes en varones, principalmente las epistaxis posteriores. La incidencia de epistaxis aumenta en primavera e invierno. Son factores asociados la HTA, DM, DLP, FA, antiagregación o anticoagulación. La mayoría son de origen anterior, se atienden por médicos de urgencias, son autolimitadas o precisan taponamiento anterior, sin ingreso hospitalario. Las epistaxis posteriores son generalmente atendidas por médicos ORL, y precisan taponamiento posterior y, si no cede, embolización de la arteria esfenopalatina.

CONFLICTO DE INTERESES

Los autores declaran no tener ningún conflicto de intereses.

Este estudio fue presentado como Trabajo de Fin de Grado realizado por la autora, en la Facultad de Medicina de la Universidad Católica de Murcia (UCAM), el día 5 de Junio de 2018.

BIBLIOGRAFÍA

1. Arruti G, Echeverría X, Medina JJ, Mozota O, Munilla M. Tratamiento de la epistaxis. Estudio de 235 casos. Anales ORL Iber Amer. 2008; 16(5):527-41.
2. Villwock JA, Jones K. Recent trends in epistaxis management in the United States: 2008-2010. JAMA Otolaryngol Head Neck Surg 2013; 139:1279.
3. Harrison A. Approach to the adult with epistaxis. In: Uptodate. Jul 26, 2017. http://www.uptodate.com/
4. Monjas-Cánovas I, Hernández-García I, Mauri-Barberá J, Sanz-Romero B, Gras-Albert JR. Epidemiología de las epistaxis ingresadas en un hospital de tercer nivel. Acta Otorrinolaringol Esp. 2010;61(1):41-7.
5. Abraham ZS, Chugulu S, Liyombo E, Massawe ER, Ntunaguzi D. Prevalence of Epistaxis among Patients Receiving Otorhinolaryngology Services at Muhimbili National Hospital and Muhimbili Orthopedic Institute, Dar es Salaam, Tanzania. Medical Journal of Zambia. 2017; 44 (3): 184-92
6. Paparella M, Shumrick D. Otorrinolaringología. Tomo III. Cabeza y cuello. Buenos Aires, Editorial Médica Panamericana, 1982 pp 1979-93.
7. Vaamonde P, Martín C, Cajade J, Mínguez I, Lechuga R, Frade C et al. Datos epidemiológicos sobre la epistaxis: estudio hospitalario y revisión de la literatura. Acta Otorrinolaringológica Gallega. 2003; 4:1-8.
8. Schlosser RJ. Clinical practice. Epistaxis. N Engl J Med 2009; 360:784.
9. Sampigethya S, Cherian E, Pratap D, Mani I, Bhat VS. A clinical study of epistaxis. International Journal of Otorhinolaryngology and Head and Neck Surgery. 2018; 4 (2):555-8.
10. Bhaumik NC, Sukla B, Das B, Dey D, Nandi TK. Pattern of Epistaxis of Patients Attending in A Tertiary Care Hospital of Tripura, Northeastern Region of India. IOSR-JDMS. 2016; 15 (5):42-4.

11. Comelli I, Vincenti V, Benatti M, Macri G, Cervellin G, Lippi G et al. Influence of air temperature variations on incidence of epistaxis. Am J Rhinol Allergy. 2015;29(6):175-81.
12. Soto-Galindo GA, Treviño JL. Epistaxis diagnosis and treatment update: A review. Ann Otolaryngol Rhinol. 2017;4(4):1176.
13. Alvi A, Joyner-Triplett N. Acute epistaxis. How to spot the source and stop the flow. Postgrad Med 1996;99:83.
14. Boettiger O. Otorrinolaringología. II Parte: Nariz, cavidades perinasales, boca, faringe, laringe. Santiago de Chile, Saval, 2000. pp 45-56.
15. Pino V, Trinidad G, González A, Pardo G, Pantoja CG, Marcos M et al. Consideraciones sobre las urgencias ORL. Análisis de 30.000 pacientes atendidos en 10 años. Acta Otorrinolaringol Esp. 2005;56(5):198-201.
16. Walker T, Macfarlane T, McGarry G. The epidemiology and chronobiology of epistaxis: an investigation of Scottish hospital admissions 1995-2004. Clin Otolaryngol. 2007;32(5):361-5.
17. Raj A, Wadhwa V, Jain A. Epidemiological Profile of ENT Emergencies: Our Experience. Indian J Otolaryngol Head Neck Surg. 2018. Disponible en: https://www.springermedizin.de/epidemiological-profile-of-ent-emergencies-our-experience/15474590. [Citado el 12 de julio de 2018].
18. Hijano R, Hernández A, Martínez-Arias À, Homs I, Navarrete ML. Estudio epidemiológico de las urgencias en un hospital de tercer nivel. Acta Otorrinolaringol Esp. 2009;60(1):32-37.
19. Moran N, Das D. Epistaxis—Incidence, Etiology, and Management: A Hospitalbased Study. Clinical Rhinology An International Journal. 2016;9(1):18-20.
20. Pallin DJ, Chng YM, McKay MP, Emond JA, Pelletier AJ, Camargo CA Jr. Epidemiology of epistaxis in US emergency departments, 1992 to 2001. Ann Emerg Med. 2005;46:77–81.
21. Dangol B, Shrestha N, Yadav D, Devkota I, Nepal A, Bhandari S. Epistaxis at Patan Hospital: A Retrospective Review and an Audit. Nepalese Journal of ENT Head Neck Surg. 2014; 5 (2); 26-30.
22. Daniell HW. Estrogen prevention of recurrent epistaxis. Arch Otolaryngol Head Neck Surg 1995; 121:354.
23. Fishpool SJ, Tomkinson A. Patterns of hospital admission with epistaxis for 26,725 patients over an 18-year period in Wales, UK. Ann R Coll Surg Engl 2012; 94:559.
24. Purkey M, Seeskin Z, Chandra R. Seasonal variation and predictors of epistaxis. The Laryngoscope. 2014;124(9):2028-33.
25. Retuert D, Fuentealba D, Bretón A, Ricci L, Nazar R, Naser A. Manejo epistaxis posterior en hospital clinico Universidad de Chile 2013 – 2016. Rev Otorrinolaringol. Cir. Cabeza Cuello. 2017; 77 (4). Disponible en: https://scielo.conicyt.cl/scielo.php?script=sci_arttext&pid=S0718-48162017000400389. [Citado el 12 de julio de 2018].
26. Para DM, Poenaru M, Marin AH, Doros C, Stefanescu H, Balica NC. Posterior Epistaxis and Hypertension: Our ENT Department Study. Laryng Rhin Otol. 2018;97(S02):S329-S330.
27. Kikidis D, Tsioufis K, Papanikolaou V, Zerva K, Hantzakos A. Is epistaxis associated with arterial hypertension? A systematic review of the literature. Eur Arch Otorhinolaryngol. 2013;271(2):237-43.
28. Min H, Kang H, Choi G, Kim K. Association between Hypertension and Epistaxis: Systematic Review and Meta-analysis. Otolaryngol Head Neck Surg. 2017;157(6):921-7.

eISSN 2444-7986
DOI: https://doi.org/10.14201/orl.18735

ARTÍCULO ORIGINAL

EPISTAXIS POSTERIOR. REVISIÓN DE UNA SERIE DE 72 PACIENTES

Posterior epistaxis. A series review of 72 patients

Diego Juan PICHER-GÓMEZ; Paula NICOLÁS-MARTÍNEZ; José Miguel OSETE-ALBALADEJO; José Antonio DÍAZ-MANZANO

Hospital Clínico Universitario Virgen de la Arrixaca. Servicio de Otorrinolaringología. Universidad de Murcia. Área de Otorrinolaringología. Murcia. España

Correspondencia: pk_diegov@hotmail.com

Fecha de recepción: 27 de junio de 2018
Fecha de aceptación: 25 de julio de 2018
Fecha de publicación: 27 de julio de 2018
Fecha de publicación del fascículo: 15 de marzo de 2019

Conflicto de intereses: Los autores declaran no tener conflictos de intereses
Imágenes: Los autores declaran haber obtenido las imágenes con el permiso de los pacientes

RESUMEN: Introducción y objetivo: Actualmente no existe un consenso detallado respecto al manejo de la epistaxis posterior, influyendo diversos factores en el tratamiento aplicado. Material y método: Se seleccionaron 72 pacientes ingresados en nuestro centro con diagnóstico al alta de epistaxis posterior entre los años 2010 y 2015. Tras aplicar los criterios de exclusión fueron analizados los tipos de taponamientos que portaron, los tratamientos invasivos que precisaron, así como los antecedentes personales hematológicos o cardiovasculares, además de la edad y el sexo. Resultados: La edad media fue de 62 años. El 78% fueron hombres. Un 55,6% eran hipertensos, mientras que un 22,2% debutaron en su ingreso. El 31,9% tomaba anticoagulantes orales y el 11,1% antiagregantes. Como primer taponamiento se empleó la sonda de doble balón en 60 pacientes (85,7%), un taponamiento anteroposterior con gasa en 6 pacientes (8,6%). El tiempo medio de mantenimiento del primer taponamiento fue de 3,74 días. Quince pacientes (20,8%) precisaron la colocación de un segundo taponamiento y un paciente precisó un 3º taponamiento. Durante el ingreso 5 pacientes (6,9%) precisaron un tratamiento invasivo, realizándose en 2 de ellos sin mantener taponamiento previo. En 4 pacientes se realizó tratamiento quirúrgico y en 2 intervencionista. Conclusiones: La sonda de doble balón es el taponamiento de elección para la epistaxis posterior en nuestro centro. El tiempo de mantenimiento de los taponamientos es algo superior al descrito en la literatura. Tras la revisión bibliográfica, encontramos gran variabilidad el manejo terapéutico de la epistaxis.

PALABRAS CLAVE: Epistaxis posterior; taponamiento nasal; ligadura de arteria esfenopalatina; embolización de arteria esfenopalatina.

SUMMARY: Introduction and objetive: Nowadays there is not exhaustive consensus regarding posterior epistaxis management and different factors may vary the applied treatment. Method: 72 patients who were admitted to our center with a discharge diagnosis of posterior epistaxis between 2010 and 2015 were selected. The types of nasal packing, the invasive tratment needed, personal history associated with increase in incidence and/or mangement diffculties, age and gender were analyzed after applying the exclusion criteria. Results: The average age was 62 years old. 78% were men. 55.6% had a hypertension diagnosis, while 22.2% were diagnosed at admission. 31.9% were in oral anticoagulant therapy and 11.1% antiplatelet therapy. Bibalonated catheter was used in 60 patients (85.7%) as first nasal packing, anteroposterior nasal packing in 6 patients (8.6%). The mean time of the first tamponade was 3.74 days. 15 patients (20.8%) needed a second nasal packing and one patient needed the placement of a 3rd nasal packing. During admission, 5 patients (6.9%) required invasive treatment, in 2 of them without previous nasal packing. In 4 patients a surgical treatment was performed, and interventional treatment was performed in 2 patients. Conclusions: The bibalonated catheter is the first choice in our hospital. The nasal packing duration is lightly higher than described in the literature. After an exhaustive research about this topic, we can conclude that the therapeutic management of epistaxis is still a controversial point in Otorhinolaryngology.

KEYWORDS: Posterior epistaxis; nasal packing; sphenopalatine artery ligation; sphenopalatine artery embolization.

INTRODUCCIÓN

Se denomina epistaxis a todo proceso hemorrágico originado en las fosas nasales. Etimológicamente, la palabra epistaxis deriva del griego y significa «fluir gota a gota». La epistaxis ocupa el segundo lugar dentro de las urgencias otorrinolaringológicas [1], y constituye una de las indicaciones urgentes de cirugía en cabeza y cuello [2]. Aunque se trata de un problema muy común y de poca gravedad, en ocasiones puede tratarse de una situación de riesgo para la vida del paciente [3].

Cabe destacar que la epistaxis es un signo que puede formar parte de un cuadro clínico determinado, no siempre es un diagnóstico en sí mismo. Es imprescindible reexaminar la cavidad nasal tras el cese de la hemorragia activa, con el propósito de discernir la causa subyacente que ha originado la epistaxis [4]. La etiología de la epistaxis es eminentemente idiopática [5], estando influida tanto por factores locales, destacando los traumatismos nasales o faciales, defectos anatómicos del tabique nasal, complicaciones quirúrgicas, malformaciones vasculares o neoplasias, como por factores sistémicos, ya sea la hipertensión arterial, el tratamiento con ciertos analgésicos antiinflamatorios, trastornos de la coagulación o la telangiectasia hemorrágica hereditaria (enfermedad de Rendu Osler Weber) [6]. De forma menos frecuente, la epistaxis puede ser una forma de presentación de algunas patologías concretas, como el tumor nasosinusal [4].

Se trata de un proceso que afecta al 60% de la población a lo largo de su vida, de los cuales sólo el 6% de los afectados requerirán atención médica especializada. Tiene una distribución bimodal en cuanto a su incidencia, apareciendo un pico en la infancia y otro en la edad adulta, afectando mayoritariamente a pacientes de edad avanzada, por lo que el manejo puede ser en ocasiones complicado, debido a la presencia de múltiples comorbilidades y su medicación en este grupo de población [5].

El conocimiento de la vascularización de la cavidad nasal es fundamental para localizar el punto sangrante y clasificar la epistaxis. Dicha irrigación está mediada tanto por la arteria carótida interna como por la arteria carótida externa. De la primera parte la arteria oftálmica, de la cual nacen las arterias etmoidales anterior y posterior. De la segunda destacamos la arteria facial y la arteria maxilar interna, cuya rama terminal es la arteria esfenopalatina, siendo ésta el vaso dominante en la irrigación de las fosas nasales, distribuyéndose tanto por las paredes laterales como por el tabique nasal. Existe una mínima región anterior irrigada por la arteria labial, rama de la arteria facial y, en la zona posterior, por ramas de la arteria faríngea ascendente [6].

La clave para el buen manejo de los pacientes con epistaxis es la localización de la zona arterial en el que se está produciendo el sangrado. Tradicionalmente, se ha clasificado la epistaxis atendiendo al origen del punto sangrante, dividiéndose en epistaxis anterior y posterior. Aún así, no hay un consenso universalmente establecido acerca de qué territorio pertenece a cada zona. Se ha definido como epistaxis posterior a aquella en la que no es posible localizar el punto sangrante mediante rinoscopia anterior [6]. La epistaxis anterior suele originarse en una anastomosis formada por las ramas anteriores de la arteria etmoidal anterior y las ramas anteriores de la arteria esfenopalatina, llamada plexo de Kiesselbach o zona K. En el caso de la epistaxis posterior, surge de modo predominante de la arteria esfenopalatina.

La variedad de opciones terapéuticas de la epistaxis y la falta de consenso universal sobre el algoritmo terapéutico que requiere dicho proceso, en especial la epistaxis posterior, ha motivado la realización de este trabajo.

El objetivo de este trabajo es describir la relación entre los antecedentes personales del paciente (hipertensión arterial, toma de medicación antiagregante o anticoagulante) y la epistaxis posterior, analizar el tipo de taponamiento, así como la duración del mismo y, por último, estudiar la necesidad de tratamiento invasivo en nuestros pacientes con epistaxis posterior.

MATERIAL Y MÉTODO

Se ha realizado un estudio descriptivo retrospectivo de todos los pacientes ingresados en el servicio de otorrinolaringología del Hospital Clínico Universitario Virgen de la Arrixaca (Murcia, España) con el diagnóstico al alta de epistaxis posterior. Se trata de un hospital de tercer nivel del que depende el Área I (Murcia Oeste) de la región de Murcia, con una población asignada de en torno a 550000 habitantes y referencia regional para neurorradiología intervencionista.

El periodo estudiado comprende desde enero de 2010 a diciembre de 2015. Para llevar a cabo el estudio se han revisado los siguientes parámetros: edad y sexo del paciente, historia previa de hipertensión arterial, cifras de tensión arterial elevadas en el momento de la hemorragia, toma de medicación anticoagulante o antiagregante, tipo de taponamiento que se colocó en primer, segundo y tercer lugar, tiempo de mantenimiento de cada uno de ellos, tipo de tratamiento quirúrgico y/o intervencionista que se aplicó ,período de tiempo que transcurrió hasta el siguiente tratamiento o alta hospitalaria. Se establecieron como criterios de exclusión: origen traumático o neoplásico de la epistaxis, menores de 11 años, pacientes derivados de otro centro hospitalario para realizar tratamiento por radiología intervencionista e historia de trastornos hematológicos crónicos. Los datos fueron procesados y analizados por el programa informático SPSS versión 22.0.

Como lista de verificación EQUATOR se ha usado se ha usado la guía *STROBE cohort* [7].

RESULTADOS

Se recogieron en el estudio e 72 pacientes que cumplían los criterios de inclusión. Agrupamos los resultados en varios parámetros: variables sociodemográficas, taponamientos, tiempo de mantenimiento de los taponamientos, tratamiento invasivo y antecedentes personales. La media de edad fue de 62,5 años (IC 95% 58,8; 65,79), con una mediana de 63 años, una desviación estándar de 16,1. Recogimos 56 pacientes varones (77,8%) y 16 (22,2%) mujeres. Encontramos 40 pacientes con historia previa de hipertensión arterial (55,6%), y 16 presentaban cifras tensionales altas en el momento de ser atendidos en el servicio de urgencias (22,2%). Se identificaron 23 pacientes (31,9%) que estaban en tratamiento crónico con anticoagulantes, así como 8 (11,1%) que seguía tratamiento crónico con antiagregantes (Tabla 1).

Tipo y número de taponamientos

En 2 pacientes se realizó directamente tratamiento quirúrgico/intervencionista sin mantener taponamiento previo. De los 70 pacientes a los que se colocó un primer taponamiento, a 60 (85,7%) se les puso una sonda de doble balón, a 6 pacientes (8,6%) se les colocó un taponamiento anteroposterior con gasa (anteroposterior nasal pack), y a 3 solamente un taponamiento anterior (3 con gasa y a un paciente con Merocel®). Posteriormente, 15 (20,8%) precisaron la colocación de un segundo taponamiento. De estos, a 7 pacientes (46,7%) se les colocó un taponamiento anteroposterior con gasa, a 6 pacientes (40%) una sonda de doble balón y a 2 pacientes se le colocó un taponamiento anterior (uno gasa y otro Merocel®). Tan sólo un paciente requirió la colocación de un tercer taponamiento, lo que supone el 1,4% de los pacientes, tratándose con un taponamiento anteroposterior con gasa (Tabla 2).

Tiempo de mantenimiento del taponamiento

Los pacientes a los que se colocó un taponamiento como tratamiento inicial fueron 70. Lo mantuvieron una media de 3,74 días (IC 95% 3,53; 3,94). El 7% lo mantuvieron un solo día, el 17,1% precisó 2 días, el 25,7 % lo mantuvieron 3 días, el 18,6%, 4 días, y el 31,6% durante 5 días o más. Los pacientes que portaron un segundo taponamiento fueron un total de 15, y lo mantuvieron una media de 3,73 días (IC 95% 3,45; 4,01). De estos pacientes, el 13,3% lo mantuvo 2 días, un 26,7% durante 3 días, un 40% lo mantuvieron 4 días y un 20% 5 días o más. Sólo un paciente requirió un tercer taponamiento, manteniéndolo durante 6 días. El tiempo total medio que se mantuvieron los taponamientos fue de 4,6 días (IC 95% 4,35; 4,84), con una desviación estándar de 2,08 y un rango de 12 días (1; 13) (Tabla 2).

Tabla 1. Variables sociodemográficas y antecedentes personales.

Variables sociodemográficas (n = 72)					
Edad	Media	Mediana	Desv. estándar	Rango	
	62,5	63	16	74 [14; 88]	
Sexo	Varones	Mujeres			
	56 (77,8%)	16 (22'2%)			
Antecedentes personales					
HTA conocida	Si	No	Anticoagulantes	Si	No
	40 (55,6%)	32 (54,4%)		23 (31,9%)	49 (68,1%)
HTA concurrente	Si	No	Antiagregantes	Si	No
	16 (22,2%)	56 (77,8%)		8 (11,1%)	64 (88,9%)

Tabla 2. Taponamientos.

<table>
<tr><th colspan="8">Taponamientos</th></tr>
<tr><th rowspan="2"></th><th rowspan="2" colspan="2">Tipo de taponamiento</th><th colspan="5">Tiempo</th></tr>
<tr><th>1 día</th><th>2 días</th><th>3 días</th><th>4 días</th><th>5 o más días</th></tr>
<tr><td rowspan="4">Primer taponamiento (n= 70)</td><td>Sonda de doble balón</td><td>60 (85,7%)</td><td rowspan="4">5 (7%)</td><td rowspan="4">12 (17,1%)</td><td rowspan="4">18 (25,7%)</td><td rowspan="4">13 (18,6%)</td><td rowspan="4">22 (31,6%)</td></tr>
<tr><td>Anteroposterior con gasa</td><td>6 (8,6%)</td></tr>
<tr><td>Sólo anterior con gasa</td><td>3 (4,2%)</td></tr>
<tr><td>Sólo anterior con Merocel®</td><td>1 (1,4%)</td></tr>
<tr><td rowspan="4">Segundo taponamiento (n= 15)</td><td>Sonda de doble balón</td><td>6 (40%)</td><td rowspan="4">0 (0%)</td><td rowspan="4">2 (13,3%)</td><td rowspan="4">4 (26,7%)</td><td rowspan="4">6 (40%)</td><td rowspan="4">3 (20%)</td></tr>
<tr><td>Anteroposterior con gasa</td><td>7 (46,7%)</td></tr>
<tr><td>Sólo anterior con gasa</td><td>1 (6,7%)</td></tr>
<tr><td>Sólo anterior con Merocel®</td><td>1 (6,7%)</td></tr>
<tr><td>Tercer taponamiento (n= 1)</td><td>Anteroposterior con gasa</td><td>1 (1,4%)</td><td>0 (0%)</td><td>0 (0%)</td><td>0 (0%)</td><td>0 (0%)</td><td>1 (100%)</td></tr>
</table>

Tratamiento invasivo

Sólo se realizó de inicio, sin taponamiento previo en 2 pacientes, y 5 fueron aquellos que lo precisaron de los 72 pacientes estudiados (6,9%). Entre ellos, 4 (5,5%) requirieron revisión endoscópica bajo anestesia general, realizándose en uno de ellos cauterización y clampaje de la arteria esfenopalatina, y en los otros 3 pacientes cauterización local del punto sangrante. Se realizó tratamiento radiológico intervencionista en un total de 2 pacientes (2,8%), en un caso de inicio y en otro tras fracaso del tratamiento endoscópico. En un paciente se practicó una embolización de la arteria esfenopalatina bilateral (por fracaso del primer lado embolizado) y en otro, embolización selectiva sobre la arteria maxilar interna (Tabla 3).

Tabla 3. Tratamiento invasivo (resultados respecto al total de la muestra).

<table>
<tr><td>tratamiento invasivo</td><td colspan="3">5 (6,9%)</td></tr>
<tr><td rowspan="2">tratamiento quirúrgico</td><td rowspan="2">4 (5,5%)</td><td>Ligadura de arteria esfenopalatina</td><td>1 (1,4%)</td></tr>
<tr><td>Cauterización de vaso sangrante</td><td>3 (4,2%)</td></tr>
<tr><td rowspan="2">tratamiento intervencionista</td><td rowspan="2">2 (2,8%)</td><td>Embolización de arteria esfenopalatina bilateral</td><td>1 (1,4%)</td></tr>
<tr><td>Embolización de arteria maxilar interna</td><td>1 (1,4%)</td></tr>
</table>

DISCUSIÓN

La media de edad en nuestra muestra se situó sobre los 63 años, con una mayoría de pacientes varones (78%). En diversos trabajos encontrados en la literatura podemos encontrar una edad de presentación y un porcentaje de sexos similar [5,8-10].

La hipertensión arterial es la comorbilidad más frecuente en pacientes con epistaxis. Los trabajos que han estudiado la relación entre epistaxis e hipertensión arterial son heterogéneos y con resultados dispares. En nuestro estudio un 56,2 % de los pacientes estaban diagnosticados de hipertensión arterial previamente al episodio de epistaxis. De los trabajos que hemos revisado en la literatura hemos encontrado porcentajes similares, entre el 42 y el 56% [9-11]. Aunque la relación entre la hipertensión y la duración del episodio agudo de epistaxis es controvertida, se considera que para lograr un tratamiento óptimo se debe controlar esta variable [12]. En nuestro trabajo, el 21,9% (N=16) de los pacientes presentaban cifras tensionales elevadas en el momento de la epistaxis, en consonancia con otro estudio realizado por Acar y cols.[13] en el presente año (33,3%).

En cuanto al tratamiento anticoagulante (32,9%) y antiagregante (11%) en los pacientes de nuestro estudio, encontramos cifras similares e incluso superiores en los trabajos revisados en la literatura [14-16].

El porcentaje de éxito del taponamiento anteroposterior se estima en torno al 45-70%[12]. Respecto al tipo de taponamiento que se aplicó en nuestro estudio, observamos que la sonda de doble balón fue la preferida como primer taponamiento (85.7%), siendo el taponamiento anteroposterior con gasa el más utilizado como segundo taponamiento (46,7%). En un estudio similar, realizado por García Callejo y cols. [17] en el Hospital Clínico Universitario de Valencia (Valencia, España), se colocaron en el 69% de los pacientes taponamientos con sonda de doble balón y en el 31% restante, taponamientos clásicos con gasa anteroposterior. Probablemente la rapidez y facilidad de colocación y la no necesidad de anestesia general hacen que se prefiera este taponamiento sobre el de gasa, a pesar de existir importantes complicaciones locales descritas tras su uso [18].

Otra variable considerada y estudiada en nuestro trabajo fue el tiempo de taponamiento que precisaron los pacientes con epistaxis. Los pacientes a los que se colocó el primer taponamiento lo mantuvieron una media de 3,93 días. Los pacientes que portaron un segundo taponamiento lo mantuvieron una media de 3,73 días. Sólo un paciente requirió un tercer taponamiento, manteniéndolo durante 6 días. Aunque no existen protocolos en la literatura que definan unos intervalos de tiempo exactos para mantener un taponamiento en caso de epistaxis posterior, sí que se acepta un tiempo que oscila entre 3 y 5 días [17,12]. De sobra son conocidos los efectos indeseables para la mucosa nasal derivados de un taponamiento prolongado, como sinequias o isquemia que en casos bilaterales pueda provocar una perforación septal [19]. Hemos de detallar en relación con este aspecto, que en nuestra serie sólo hemos detectado 2 casos de sinequia septoturbinal resueltos con lisis bajo anestesia local.

La tasa de éxito de la ligadura endoscópica de la arteria esfenopalatina se sitúa entre el 87-100%. Por otro lado, la embolización arterial aporta la ventaja de ser un procedimiento que se puede realizar bajo sedoanalgesia, según el caso, donde se emboliza de forma selectiva la arteria causante de la hemorragia. El porcentaje de éxito se sitúa entre el 70-100%, con un porcentaje de complicaciones que ronda entre el 0-50% [12]. De los pacientes incluidos en nuestro estudio, el 5,5% se sometieron a tratamiento quirúrgico, realizándose en un 25% de los mismos ligadura de la arteria esfenopalatina, y en el 75% restante, cauterización directa del punto sangrante. Al 2,8% de los sujetos estudiados se les realizó embolización arterial, en un caso sobre ambas arterias esfenopalatinas, y en otro sobre la arteria maxilar interna. En un artículo publicado por Hall y cols. [9] un 9% de los pacientes incluidos recibieron cirugía o embolización arterial para controlar el cuadro de epistaxis. En otro trabajo llevado a cabo por Villwock y cols. [20], donde se pretendía estudiar el manejo de la epistaxis en Estados Unidos, de los pacientes incluidos, un 4,7% fueron intervenidos para realizar ligadura arterial, mientras que un 3,4% fueron sometidos a embolización. Otro estudio publicado por Seno y cols. [21] incluyó a 46 pacientes hospitalizados diagnosticados de epistaxis posterior de difícil control. De ellos, el 10,8% se trató con electrocoagulación, mientras que el 23,9% de los pacientes recibieron embolización arterial. De los datos anteriores podemos extraer la idea de la gran heterogeneidad para elegir uno u otro tipo de tratamiento invasivo. Probablemente la decisión de optar cada cual dependa de diversos factores, como son la experiencia del centro en cuestión, tanto de todo el Servicio como de cada uno de los profesionales en particular que tengan que atender a este tipo de pacientes (pues un dato importante es saber que se trata de pacientes a los que hay que dar solución de forma preferente y, por tanto, pueden depender de la disponibilidad o no del profesional con experiencia para realizar este tipo de tratamientos). También habría que trabajar en la existencia de protocolos de actuación en cada servicio, no dejando la decisión en función del criterio de cada especialista.

CONCLUSIONES

De acuerdo con la literatura revisada, la mayoría de los pacientes diagnosticados de epistaxis posterior son varones, de edad avanzada y se observa una relación con cifras tensionales elevadas, así como con el consumo de medicación anticoagulante y antiagregante. El uso de sonda de doble balón es el de elección como primer taponamiento en nuestro centro, seguido del taponamiento anteroposterior con gasa. El tiempo de mantenimiento de los taponamientos es algo superior al descrito en la literatura, lo cual creemos necesario cambiar. En cuanto al tratamiento invasivo, son pocos los casos que lo requieren, hecho que parece coincidir con la literatura revisada. Tras la consulta y estudio bibliográfico, podemos concluir que el manejo terapéutico de la epistaxis continúa siendo un punto controvertido dentro de la Otorrinolaringología, pero la tendencia a evitar el uso de taponamiento nasal durante un tiempo prolongado hace necesario el tratamiento quirúrgico precoz en estos pacientes.

BIBLIOGRAFÍA

1. Barnes M, Spielmann P, White P. Epistaxis: A Contemporary Evidence Based Approach. Otolaryngol Clin North Am. 2012;45(5):1005-17.
2. Upile T, Jerjes W, Sipaul F, El Maaytah M, Nouraei S, Singh S et al. The role of surgical audit in improving patient management; nasal haemorrhage: an audit study. BMC Surg. 2007;7(1):19.
3. Chacon J, Morales JM, Padilla M. Epistaxis y cuerpos extraños nasales. En: Libro virtual de formación en ORL. SEORL (Madrid). http://seorl.net/libro-virtual/
4. Hall A, Simons M, Pilgrim G, Theokli C, Roberts D, Hopkins C. Epistaxis management at Guy's Hospital, 2009–2011: full audit cycles. J Laryngol Otol. 2013;128(01):82-5.
5. Supriya M, Shakeel M, Veitch D, Ah-See K. Epistaxis: prospective evaluation of bleeding site and its impact on patient outcome. J Laryngol Otol. 2010;124(07):744-9.
6. Strach K, Schröck A, Wilhelm K, Greschus S, Tschampa H, Möhlenbruch M et al. Endovascular Treatment of Epistaxis: Indications, Management, and Outcome. Cardiovasc Intervent Radiol. 2011;34(6):1190-8.
7. von Elm E, Altman DG, Egger M, Pocock SJ, Gotzsche PC, Vandenbroucke JP. The Strengthening the Reporting of Observational Studies in Epidemiology (STROBE) Statement: guidelines for reporting observational studies. Lancet 2007;370:1453-7.
8. Shargorodsky J, Bleier B, Holbrook E, Cohen J, Busaba N, Metson R et al. Outcomes Analysis in

Epistaxis Management: Development of a Therapeutic Algorithm. Otolaryngol Head Neck Surg. 2013;149(3):390-8.

9. Hall A, Blanchford H, Chatrath P, Hopkins C. A multi-centre audit of epistaxis management in England: is there a case for a national review of practice? J Laryngol Otol. 2015;129(05):454-7.

10. Monjas-Cánovas I, Hernández-García I, Mauri-Barberá J, Sanz-Romero B, Gras-Albert J. Epidemiology of epistaxis admitted to a tertiary hospital. Acta Otorrinol Esp. 2010;61(1):41-7.

11. Page C, Biet A, Liabeuf S, Strunski V, Fournier A. Serious spontaneous epistaxis and hypertension in hospitalized patients. Eur Arch Otorhinolaryngol. 2011;268(12):1749-53.

12. Zarraonanadia I, Gras JR. Epistaxis. En: Llorente, Álvarez, Núñez, coordinadores. Manual clínico de Otorrinolaringología. Madrid: Panamericana; 2012. p.383-91.

13. Acar B, Yavuz B, Yıldız E, Ozkan S, Ayturk M, Sen O et al. A possible cause of epistaxis: increased masked hypertension prevalence in patients with epistaxis. Braz J Otorhinolaryngol. 2017;83(1):45-9.

14. Smith J, Siddiq S, Dyer C, Rainsbury J, Kim D. Epistaxis in patients taking oral anticoagulant and antiplatelet medication: prospective cohort study. J Laryngol Otol. 2010;125(01):38-42.

15. Biggs T, Baruah P, Mainwaring J, Harries P, Salib R. Treatment algorithm for oral anticoagulant and antiplatelet therapy in epistaxis patients. J Laryngol Otol. 2013;127(05):483-8.

16. Soyka M, Rufibach K, Huber A, Holzmann D. Is severe epistaxis associated with acetylsalicylic acid intake? Laryngoscope. 2010;120(1):200-7.

17. García Callejo F, Muñoz Fernández N, Achiques Martínez M, Frías Moya-Angeler S, Montoro Elena M, Algarra J. Taponamiento nasal en la epistaxis posterior. Comparación de dos métodos. Acta Otorrinol Esp. 2010;61(3):196-201.

18. Vermeeren L, Derks W, Fokkens W, Menger DJ. Complications of balloon packing in epistaxis. Eur Arch Otorhinolaryngol. 2015;272(10):3077-81.

19. Sireci F, Speciale R, Sorrentino R, Turri-Zanoni M, Nicolotti M, Canevari FR. Nasal packing in sphenopalatine artery bleeding: therapeutic or harmful? Eur Arch Otorhinolaryngol. 2017;274(3):1501-5.

20. Villwock J, Jones K. Recent Trends in Epistaxis Management in the United States. JAMA Otolaryngol Head Neck Surg. 2013;139(12):1279-84.

21. Seno S, Arikata M, Sakurai H, Owaki S, Fukui J, Suzuki M et al. Endoscopic ligation of the sphenopalatine artery and the maxillary artery for the treatment of intractable posterior epistaxis. Am J Rhinol Allergy. 2009;23(2):197-9.

eISSN 2444-7986
DOI: https://doi.org/10.14201/orl.17963

ARTÍCULO DE REVISIÓN

EL ABECEDARIO DE LOS MOVIMIENTOS OCULARES

ABCs of eye movements

Sergio CARMONA[1]; Guillermo ZALAZAR[1]; Francisco ZUMA e MAIA[2]
Instituto de Neurociencias de Buenos Aires (INEBA). Fundación San Lucas para la Neurociencia.
[1]Buenos Aires. Argentina.
[2]Clínica Maia. Canoas. Brasil.
Correspondencia: sergiocarmona57@gmail.com

Fecha de recepción: 12 de marzo de 2018
Fecha de aceptación: 31 de marzo de 2018
Fecha de publicación: 5 de abril de 2018
Fecha de publicación del fascículo: 15 de marzo de 2019

Conflicto de intereses: Los autores declaran no tener conflictos de intereses
Imágenes: Los autores declaran haber obtenido las imágenes con el permiso de los pacientes

RESUMEN: Introducción y objetivo: En los últimos años se han hechos progresos importantes en el diagnóstico de las patologías vestibulares, sobre todo en el uso de las alteraciones en los movimientos oculares para su diagnóstico. Se presenta en esta revisión una forma ordenada de evaluar la motricidad ocular en los pacientes con afección del sistema vestibular. Método: Revisión narrativa. Resultados: Se seleccionaron 7 artículos. Discusión: Se plantea el uso de la mnemotecnia abecedario para ordenar el examen de la oculomotricidad en los pacientes con afección del sistema vestibular. El segmento «ABC» implica la evaluación de la «alineación bilateral conjugada» ocular; «D», es el examen de la «dinámica» de los movimientos oculares; «E», se refiere a la «estabilidad» del sistema oculomotor; «FGHI», hace referencia a la «fijación ocular, ganancia en los movimientos e impulso cefálico –Head Impulse». Conclusiones: Usando esta aproximación, se evitan omisiones en el examen semiológico y se permite compartir la información de manera homogénea entre profesionales de salud.

PALABRAS CLAVE: Movimientos oculares; vértigo; patología vestibular; semiología; neurootología .

SUMMARY: Introduction and objective: In recent years, significant progress has been made in the diagnosis of vestibular pathologies, especially in the use of alterations in eye movements for diagnosis. An orderly way of evaluating ocular motor function in patients with vestibular system involvement is presented in this review. Method: Narrative review. Results: 7 articles were selected. Discussion: The use of ABCs mnemonics is proposed to order the examination of oculomotor function in patients with vestibular system involvement. The "ABC" segment involves the evaluation of the Conjugated Ocular Bilateral Alignment; "D" is the examination of the Dynamics of eye movements; "E" refers to the stability of the oculomotor system; "FGHI" refers to Eye Fixation, Gain in movements and Head Impulse (cephalic impulse). Conclusions: Using this approach, omissions are avoided in the semiological examination and it can share the information in a homogeneous way among health professionals.

KEYWORDS: Eye movements; vertigo; vestibular disorders; semiology; neuro-otological examination.

INTRODUCCIÓN

En las últimas décadas nuestro conocimiento de la fisiología y clínica de la motilidad ocular ha crecido de forma considerable, tanto que los neurólogos tenemos más información sobre esta función más que en otras áreas que tienen mucho mayor protagonismo como epilepsia o movimientos anormales, por ejemplo [1, 2]. Esto, unido al desarrollo de técnicas para registrar el movimiento de los ojos, no necesariamente médicas –haciendo un video, o el paciente filmándose a sí mismo, con el teléfono móvil–, permiten que podamos como nunca, intercambiar información clínicamente relevante en forma rápida, sencilla y global.

La inspiración para este trabajo surge de un grupo de *WhatsApp* de neurootólogos latinoamericanos, donde vimos que no siempre –en realidad casi nunca– compartir un video de movimientos oculares lleva un diagnóstico.

La pregunta es ¿por qué? y la respuesta en el estado actual de conocimiento que tenemos es clara: cuando los ojos se mueven interaccionan diferentes sistemas, supranuclear, nucleares, axonales, musculares y viscoelásticos, los cuales a su vez tienen mecanismos de modulación que introducen importantes modificaciones [3]. Preguntar a los ojos cómo funciona el cerebro, el tronco encefálico, el cerebelo, el sistema vestibular, los pares craneales oculomotores, los músculos extraoculares e incluso la grasa y los tendones del contenido orbitario es posible y nos da información clínica relevante pero solo aportará confusión si no se sigue un algoritmo basado en la neurofisiología o si no se estudia en forma completa, dejando variables fuera del examen [3, 4].

Se propone utilizar la mnemotecnia abecedario con el objetivo de evaluar la oculomotricidad de manera ordenada, para así compartir esta información entre los profesionales de salud, sin olvidar ningún dato del examen.

MATERIAL Y MÉTODO

Revisión narrativa. Se revisaron y se eligieron siete artículos sobre el tema.

ABC: Alineación bilateral conjugada [3-7]

Muchos algoritmos educacionales o de acciones comienzan con estas tres letras del abecedario, sobre todo en la literatura sajona, una forma fácil y sinóptica de nemotecnia.

En la clínica de los movimientos oculares el «ABC» es testear la alineación de los ojos en forma bilateral, cuando los dos globos oculares están presentes, y comprobar que se mueven en forma conjugada, es decir sin disociar sus ejes anteroposteriores durante el movimiento.

Las pruebas que haremos en este segmento son:

1. Observar los ojos del paciente en mirada primaria, es decir mirando al frente un punto distante (para evitar la convergencia).
   Bases neurofisiológicas: la mirada primaria no es, como se cree, un punto de reposo sino un proceso activo, en el que intervienen distintos subsistemas – visual, tono vestibular, cerebelo, pares craneales, músculos extraoculares y contenido orbitario– (Figura 1).
2. Instruir al paciente para que, mirando un objeto o el dedo del examinador a una distancia de 30-40 centímetros, mueva los ojos describiendo una trayectoria en «H».

Bases neurofisiológicas: paresias nucleares o de los pares craneales, debilidad o retracción muscular o limitaciones debidas a aumento del contenido orbitario (grasa, hipertrofia tendinosa) afectan al rango dinámico de los movimientos oculares y pueden modificar la alineación de los ojos (Figura 2).

3. *Cover test*: puede hacerse de varias maneras, la forma más usada es cubrir alternativamente un ojo y el otro con un oclusor o usando la mano de examinador (en rigor basta con cubrir la visión central con el pulgar apuntando hacia abajo), aquí podemos observar forias es decir, desviaciones no paralíticas de los ojos. Las forias son muchas veces asintomáticas y su presencia puede ser banal, pero pueden introducir cambios en la semiología que deben ser tenido en cuenta y, en algunos casos indicar compromiso periférico o central del sistema vestibular o un nistagmo latente producido por una asimetría de la agudeza visual de larga data.
   Bases neurofisiológicas: el *cover test* se basa en romper la fusión que es el mecanismo visual que mantiene los ojos alineados (Figura 3).
4. Convergencia: la convergencia es el único mecanismo no patológico que provoca que los ejes visuales pierdan su paralelismo. La mejor manera de explorarla es pedir al paciente que mire la uña de su propio dedo pulgar mientras la va acercando a su cara, de esta manera combina información visual y propioceptiva haciendo más robusta la presencia del reflejo que consiste en la desviación de ambos ojos en abducción (con la edad los ojos pueden escapar a la convergencia en posiciones muy cercanas, lo que se conoce como insuficiencia de convergencia) y en la disminución usualmente simétrica del diámetro pupilar, adicionalmente el paciente puede enfocar los objetos cercanos. La convergencia sirve para medir una función específica del sistema oculomotor, el subnúcleo del III par craneal o núcleo intersticial de Perlia situado en la porción rostral del mismo a nivel mesencefálico; es importante recordar que el mismo es un núcleo único y medial, lo cual es importante a la hora de localizar la lesión. Por supuesto la convergencia sirve para chequear la función de ambos rectos internos y es crucial a la hora de hacer el diagnóstico diferencial entre una parálisis del III par y una oftalmoplejia internuclear donde estará preservada. Observar el tamaño pupilar durante esta maniobra da información relevante en los espasmos de convergencia, patológicos, voluntarios o histéricos, las pupilas están mióticas lo que hace el diagnóstico diferencial entre un compromiso supranuclear o muscular. Los nistagmos verticales de mecanismo vestibular central suelen atenuarse (sobre todo el vertical hacia arriba) con la convergencia y en algunos casos cambiar de dirección convirtiéndose en vertical hacia abajo. Existen evidencias de que esto ocurre más frecuentemente cuando la causa es por deficiencia nutricional como en la deficiencia de tiamina o enfermedad de Wernicke. La respuesta pupilar a la convergencia puede ser diferente de la obtenida por la luz, fenómeno que se conoce como disociación luz proximidad (en la pupilas tónicas o enfermedad de Adie, hay mejor respuesta a la convergencia

que a la luz). Finalmente, en el contexto de una afectación, completa o incompleta, del III par, una anisocoria, donde la pupila midriática no responde ni a la luz ni a la convergencia indica clásicamente compromiso de este en el seno cavernoso (recordemos que las fibras pupiloconstrictoras parasimpáticas son pericarotídeas en el mismo), teniendo un enorme valor diagnóstico.

Bases neurofisiológicas: la exploración de la convergencia pone de manifiesto el reflejo de acomodación que hace posible la visión cercana que consiste en: a) desviación a abducción de ambos ojos, b) constricción pupilar y c) aumento del diámetro anteroposterior del cristalino (Figura 4).

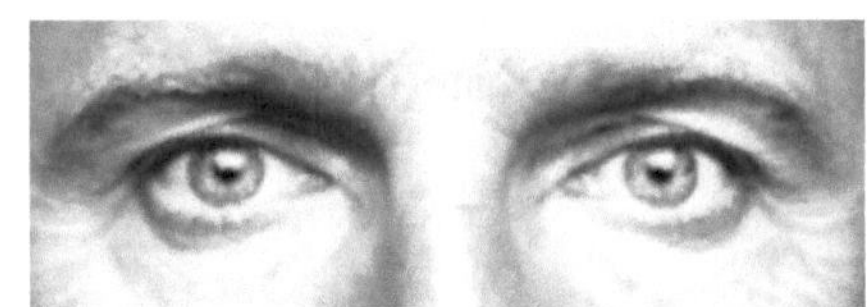

Figura 1. Mirada primaria.

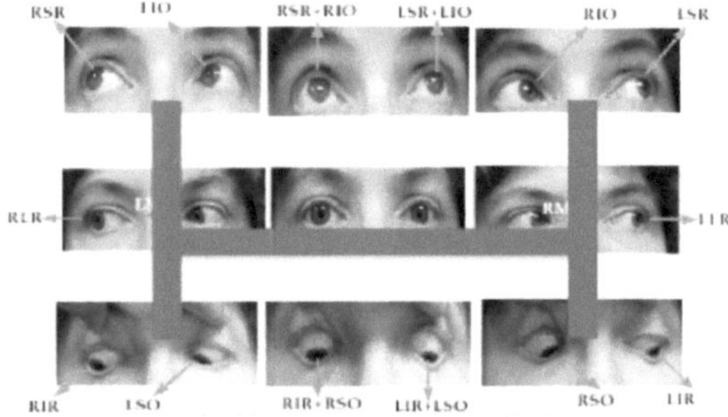

Figura 2. Movimientos oculares conjugados.

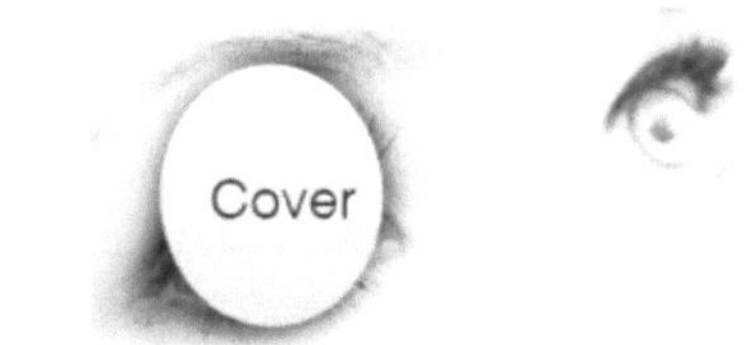

Figura 3. *Cover test.*

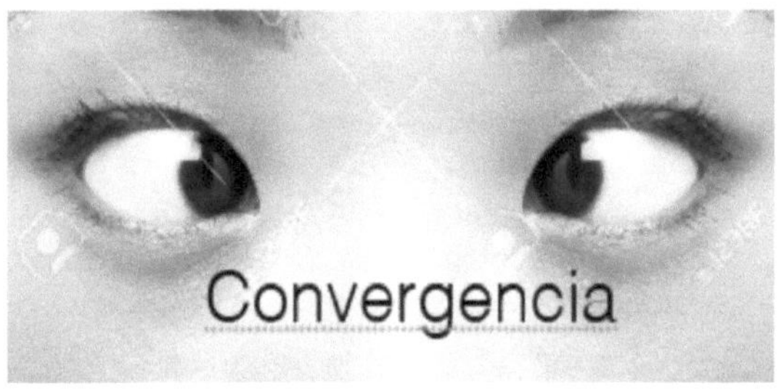

Figura 4. Covergencia.

D: segmento dinámico [3-7]

Tras asegurarnos que los ojos se mueven en forma alineada en todo su rango la idea de este segmento es ver como los mismos responden a diferentes perturbaciones dinámicas reflejas y voluntarias.

Las pruebas que haremos a continuación son:

1. Explorar los movimientos sacádicos. Como ellos son movimientos voluntarios, rápidos y preprogramados, es probable que si el paciente tiene alteraciones en los movimientos sacádicos hayamos encontrado alteraciones en el segmento ABC, de todos modos, tenemos que demostrar que la velocidad es normal, que no hay excesiva latencia y que la precisión de estos está preservada. La forma clásica de explorarlos es «al comando» dando al paciente la instrucción que mire dos objetos distantes, por ejemplo, los índices del examinador a unos 30º de la mirada primaria. Pero si el paciente no mueve los ojos no debemos asumir que tiene una alteración del sistema sacádico sin antes utilizar un estímulo auditivo alternante (chasquear los dedos sobre un oído y otro) o propioceptivo (tocar alternativamente un hombro y otro). La ausencia de movimientos sacádicos, la alteración de su velocidad, de la latencia (usualmente unos 300 ms), de la precisión (pasando el *target –overshoot–* o no alcanzándolo *–undershoot–* o desencadenando

otros sacádicos inapropiados –intrusiones sacádicas–) tiene un enorme valor diagnóstico. Las causas de alteración de la generación de movimientos sacádicos puede ser de localización corticosubcortical (desde los campos frontales oculares a las estructuras supranucleares situadas en el tronco encefálico, fenómeno conocido como apraxia ocular). En este caso el paciente no generará movimientos voluntarios, pero si reflejos. O lesiones en estructuras de control supranuclear, por afectación de la formación reticular paramediana pontina (FRPP) para los movimientos horizontales y en el núcleo intersticial de Cajal para los verticales, en este caso el paciente no puede generar movimientos ni voluntarios ni reflejos. Por supuesto que los ojos pueden no moverse por causas musculares o por restricción en la órbita, lo que se habrá puesto de manifiesto en el segmento ABC y es un punto importante porque hemos visto muchas veces que se confunden miopatías como la oftalmoplejía externa progresiva (OCEP) la miastenia ocular (MO) o, más comúnmente la enfermedad de Graves con afectación central o de par craneal. Si bien está fuera del alcance de este trabajo el diagnóstico diferencial de estas condiciones, alcanza con decir que en la MO las paresias son variables y con ciclo diario y que en las formas permanentes es útil el «test de ducción pasiva» donde, previa anestesia tópica, se mueven pasivamente los ojos buscando restricciones.

Bases neurofisiológicas: el sistema sacádico es el que permite que movamos los ojos en forma voluntaria, la vía comienza en el área premotora (campos frontales oculares) y desciende subcorticalmente para hacer sinapsis en el núcleo intersticial de Cajal para los movimientos verticales y en la FRPP para los horizontales. Lo que distingue a estos movimientos oculares de otros es su velocidad que puede alcanzar los 700º / segundo, como se dijo tienen un tiempo importante de preprocesamiento que determina su latencia de entre 100 y 300 ms. Si bien los movimientos sacádicos son voluntarios, el circuito es compartido por otras formas de generar movimientos oculares: las fases rápidas del nistagmo vestibular y del nistagmo OKN (optoquinéticos). Esta noción es fundamental porque si la alteración es una apraxia los ojos responderán en forma refleja pero no lo harán a ningún estímulo si el mecanismo de generación de sacádicos en el tronco encefálico está lesionado.

2. A continuación vamos a chequear los movimientos reflejos empezando por el seguimiento lento (SL) que vamos a explorar moviendo en forma lenta un objeto delante de los ojos del paciente, el error técnico más común es hacerlo muy rápido (más de 100-150º / seg) con lo cual el SL empieza a contaminarse de sacádicos, justamente el seguimiento lento sacádico es lo que buscamos como alteración de este subsistema, para evitar este problema una forma práctica de hacerlo es utilizando un péndulo: cualquier objeto de cierto peso (una llave por ejemplo) colgado de un cordel de unos 20-30 cm de largo, los movimientos del péndulo no sobrepasaran nunca la velocidad del sistema y serán exactamente de la misma velocidad a un lado y otro, cumpliendo la ley del péndulo que obedece a la gravedad de la tierra. Un SL alterado es banal y puede obedecer a envejecimiento, inatención o fármacos, pero su alteración unilateral es relevante e indica alteración en el largo circuito de este subsistema que comienza en la corteza visual, es modulado por el lóbulo parietal para la llegar a los campos frontales oculares.

Bases neurofisiológicas: el SL es un subsistema de movimientos oculares diseñado para seguir objetos pequeños en movimiento su limitación de velocidad obedece al largo procesamiento que sufre la información antes de llegar a su efector que son los ojos.

3. OKN: el nistagmo OKN es un reflejo como el SL, de base visual (ambos no pueden ser generados sin visión), es una combinación de una fase lenta, generada por el sistema de SL y otra rápida generada por el reflejo de fijación. Es un reflejo muy fácil de obtener (con buena visión y atención por parte del paciente) pasando lentamente un patrón de barras oscuras y claras (usualmente una tira de tela, aunque hay programas gratis para tabletas donde se puede regular el estímulo). En clínica neurootológica no lo utilizamos de rutina, pero es muy útil cuando un paciente simula no ver o cuando tiene una apraxia. Su alteración asimétrica es un signo focal e indica lesión corticosubcortical hacia el lado donde apunta la tira. Es útil en el diagnóstico diferencial de diferentes formas de nistagmo siendo patognomónica su inversión en el nistagmo congénito.
   Bases neurofisiológicas: el nistagmo OKN es un sistema que suple la información de giro debido a que las máculas de los conductos semicirculares se saturan en un giro continuo, permitiendo volver la mirada al centro por un estímulo visual.
4. Siempre le decimos a nuestros residentes que la forma más sencilla de saber si los ojos se mueven o no es pedirle al paciente que mire un objeto distante y moverle pasivamente la cabeza, estas son las respuestas oculovestibulares (VOR), las haremos como un medio de generar movimientos oculares reflejos cuando haya dudas sobre la capacidad de los ojos de moverse adecuadamente, si no exploraremos las fases lentas del VOR en otro segmento.
   Bases neurofisiológicas: el VOR permite mantener estables los ojos frente al movimiento cefálico generando un movimiento de sentido contrario al desplazamiento de la cabeza mediante la excitación de la mácula del canal semicircular homolateral y la inhibición contralateral (Figura 5).

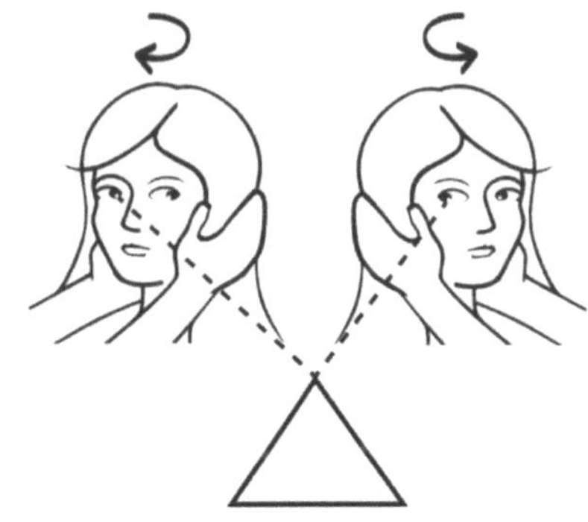

Figura 5. Reflejo oculovestibular.

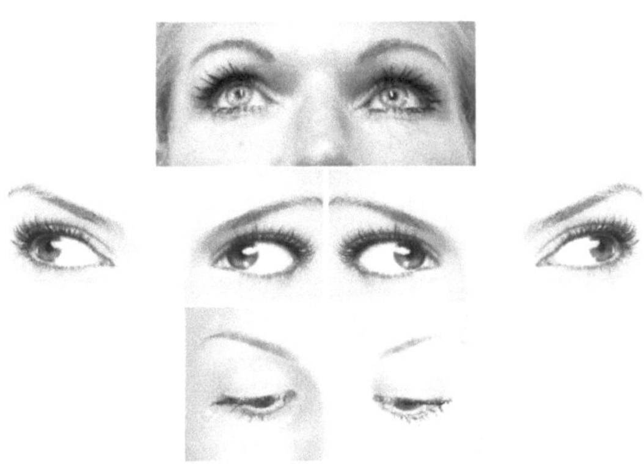

Figura 6. Estabilidad.

E: Estabilidad [3-7]

Sólo si hay nistagmo en las extremas miradas haremos esta prueba (podremos haberlo detectado en el segmento ABC) pidiendo al paciente que fije la vista durante 15 segundos sucesivamente en los cuatro puntos cardinales de la mirada. Es normal que ocurran 3 o 4 sacudidas y se agoten, si esto no ocurre el SL nos ayudará a saber si es un nistagmo patológico.

La presencia de nistagmo evocado por la mirada tiene un alto valor localizador constituyendo el síndrome de compromiso del lóbulo floculonodular, junto con SL sacádico y en ocasiones nistagmo de rebote y/o nistagmo vertical hacia abajo.

Bases neurofisiológicas: el sistema de mantenimiento de la mirada lateral es una función moduladora del lóbulo floculonodular sobre el sistema OCM –oculomotor– (Figura 6).

FGHI: fijación, ganancia, head impulse *[3-7]*

Sólo después de habernos asegurado de la integridad del sistema en los segmentos anteriores pasaremos a «preguntarle» al mismo por la función vestibular.

1. Fijación. Michael Halmagyi dice que «examinar un paciente vestibular sin remover la fijación es como revisar a un paciente cardiológico sin un estetoscopio». Existen diferentes técnicas siendo sin duda los Video-Frenzels la más utilizada en la actualidad por su perfecta remoción de la fijación y la posibilidad de filmar los MO. La aparición (o la acentuación) de un nistagmo de dirección fija al remover la fijación es propia de los nistagmo vestibulares.
   Bases neurofisiológicas: el nistagmo vestibular, sobre todo periférico, es por su mecanismo un nistagmo de dirección fija que se inhibe con la fijación por la supresión del VOR. (Figura 7)
2. Ganancia. Las alteraciones vestibulares se van a manifestar como pérdida de ganancia, usualmente en lesiones periféricas o aumento en lesiones cerebelosas, siempre testeamos las fases lentas del VOR antes que las rápidas lo que sirve para ganarnos la confianza del paciente antes de hacer el test de impulso: pedimos que mire nuestra nariz y movemos lentamente la cabeza en el plano horizontal, vertical y rotatorio, observando si el movimiento es proporcional al cefálico, en lesiones de la línea media del cerebelo pueden aparecer fenómenos de acoplamiento cruzado es decir los ojos se mueven en direcciones anómalas (usualmente hacia abajo) durante las rotaciones cefálicas.
   Bases neurofisiológicas: ver oculocefálicas (Figura 5).
3. *Head Impulse* (HI). Estas son las únicas letras de nuestro «ABECEDARIO» que están en inglés, pero permiten seguir el orden y el test de impulso ha pasado a la literatura con este nombre. Siguiendo con la prueba anterior le pedimos al paciente que mire nuestra nariz mientras en forma muy rápida con desplazamientos cortos (no más de 10° a 20°) movemos la cabeza en el plano horizontal a derecha e izquierda (con mucha práctica podemos hacerlo también en el plano vertical). Si el VOR es deficitario veremos claramente un sacádico de refijación *(catch-up saccade)* para recolocar los ojos sobre el *target*. Un HI positivo indica dos cosas muy importantes: 1) una lesión periférica (casi siempre) y 2) su producción es reciente y su magnitud importante. Por esta razón el HI descrito por Halmagyi y Curthoys se ha convertido en el «Babinski» de la Neurootología y debe formar parte de la exploración en forma obligada.
   Bases neurofisiológicas: en el SNC (sistema nervioso central) la excitación siempre supera a la inhibición, cuando se producen aceleraciones rápidas como los impulsos la inhibición del laberinto contralateral se satura, es decir no puede expresarse, y solo responde el laberinto excitado en el plano del impulso (Figura 8).

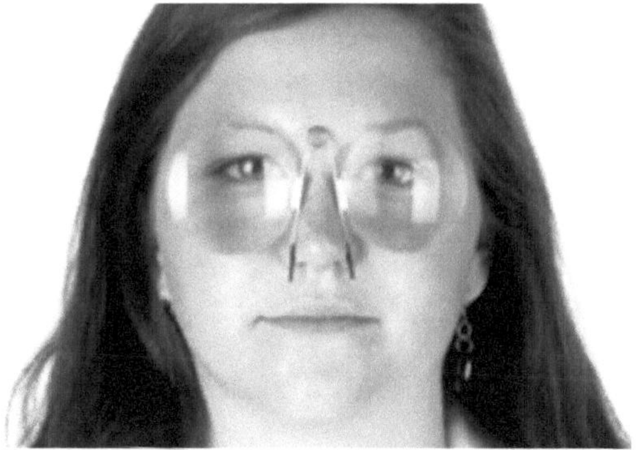

Figura 7: Remoción de la fijación (*Michael Strupp's takeaway frenzel or M glass*).

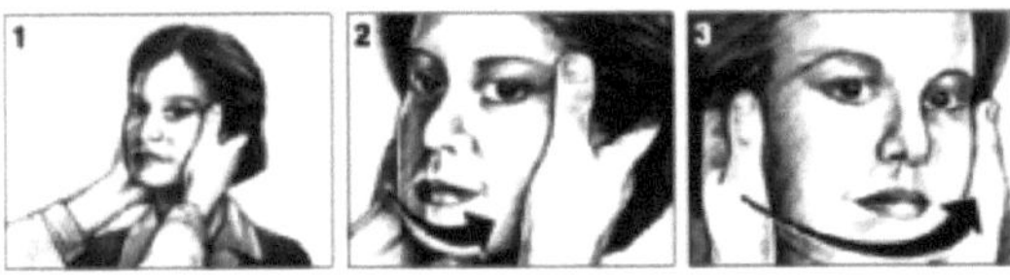

Figura 8: Test de Impulso Cefálico (Halmagyi y Curthoys, 1988).

CONCLUSIONES

Se presenta una manera de ordenar el examen de la oculomotricidad y su significación en la evaluación de pacientes que presentan patologías del sistema vestibular. Además, el seguir un orden permite no pasar por alto algún elemento importante de la semiología, y poder compartir los hallazgos con otros colegas tratando de hablar un mismo lenguaje.

BIBLIOGRAFÍA

1. Welgampola MS, Akdal G, Halmagyi GM. Neuro-otology- some recent clinical advances. J Neurol. 2017;264(1):188-203. Erratum in: J Neurol. 2017 Jan;264(1):204.
2. Boerner R, Hatch JL, Harruff E, Nguyen SA, Rizk HG, Meyer TA, et al. Publishing Trends in Otology and Neurotology. Otol Neurotol. 2018 Jan;39(1):127-32.
3. Kheradmand A, Colpak AI, Zee DS. Eye movements in vestibular disorders. En: Furman JM, Lempert T. Neuro-Otology. Handbook of Clinical Neurology. Vol. 137 (3rd series). Elsevier; 2016. p. 118-39.
4. Carmona S, Asprella-Libonati G. Neuro-otología. 3ª ed. Buenos Aires: Akadia; 2011. 147p.
5. Straumann D. Bedside examination. En: Furman JM, Lempert T. Neuro-Otology. Handbook of Clinical Neurology. Vol. 137 (3rd series). Elsevier; 2016. p. 91-117.
6. Goebel JA. The ten-minute examination of the dizzy patient. Semin Neurol. 2001;21(4):391-8.
7. Newman-Toker DE. Symptoms and signs of neuro-otologic disorders. Continuum (Minneap Minn). 2012;18(5 Neuro-otology):1016-40.

eISSN 2444-7986
DOI: https://doi.org/10.14201/orl.16927

CASO CLÍNICO

CARCINOMAS ATÍPICOS DE LA LARINGE. DESCRIPCIÓN DE DOS CASOS

Atypical laryngeal carcinomas. Description of two cases

Miriam MICHELENA-TRECU[1]; Pedro DÍAZ DE CERIO-CANDUELA[1]; Julián PRECIADO-LÓPEZ[1]; Encarnación LAG-ASTURIANO[2]

Hospital San Pedro. [1]Servicio de Otorrinolaringología y Cirugía de Cabeza y Cuello. [2]Servicio de Anatomía Patológica. Logroño. España.

Correspondencia: mmichelena@riojasalud.es

Fecha de recepción: 13 de agosto de 2017
Fecha de aceptación: 12 de octubre de 2017
Fecha de publicación: 15 de octubre de 2017
Fecha de publicación del fascículo: 15 de marzo de 2019

Conflicto de intereses: Los autores declaran no tener conflictos de intereses
Imágenes: Los autores declaran haber obtenido las imágenes con el permiso de los pacientes

RESUMEN: Introducción y objetivo: El 95% de las neoplasias malignas de laringe son de tipo carcinoma escamoso. Los carcinomas neuroendocrinos corresponden a menos del 1% de los tumores laríngeos. La localización laríngea más frecuente es la supraglotis. El diagnóstico se basa en las características histológicas e inmunohistoquímicas. Se dividen en cuatro tipos histológicos que tienen una evolución natural y pronóstico diferentes. Descripción: Exponemos dos casos de carcinomas neuroendocrinos de la laringe. Uno de ellos pertenece a la estirpe celular de carcinoma de células pequeñas y el otro a un carcinoma de células grandes, cuyo diagnóstico histológico generó controversias.

PALABRAS CLAVE: Cáncer de cabeza y cuello; laringe; carcinoma neuroendocrino; carcinoma de células grandes; tumor carcinoide.

SUMMARY: Introduction and objective: 95% of the malignant neoplasm of the larynx are squamous carcinoma. Neuroendocrine carcinomas correspond to at least 1 % of laryngeal tumors. The supraglottic is the most frequent laryngeal localization. Diagnosis is based on histological and immunohistochemically characteristic. They are divided into four histological types, which have a different natural evolution and prognosis. Description: We present two cases of laryngeal neuroendocrine carcinomas. One of them belongs to a small cell neuroendocrine carcinoma and the other one to a large cell carcinoma, which diagnosis generated controversy.

KEYWORDS: Head and neck cancer; larynx, neuroendocrine carcinoma; large cell carcinoma; carcinoid tumor.

INTRODUCCIÓN

El cáncer de laringe es muy frecuente en Europa, concretamente España presenta una de las incidencias más alta del mundo. En los últimos estudios se aproxima a 14 casos por cada 100.000 habitantes [1]. La forma histopatológica más frecuente es el carcinoma escamoso, suponiendo el 95% de los canceres de la laringe [2].

Los carcinomas neuroendocrinos de la laringe corresponden a menos del 1% de los tumores primarios laríngeos. A pesar de ello, son los carcinomas no escamosos más comunes de la laringe [3-6]. La edad media de presentación es la sexta década [4, 5, 7], siendo el rango hombre:mujer de 3:1 en la mayoría de subtipos [7, 8]. La mayoría presenta como factor etiológico fundamental el tabaco [6-8]. Suele presentarse como un foco primario en la laringe sobre todo en la supraglotis, o más frecuentemente como metástasis ganglionar cervical, pudiendo, en muchos casos, formar parte de los tumores de origen desconocido [2, 4, 6-9]. El diagnóstico está basado en las características histomorfológicas apoyado por la inmuhistoquímica entre las que se incluyen la positividad a cromogranina, sinaptofisina y citokeratinas [3,6]. La clasificación anatomopatológica de la OMS del 2005 divide a estos tumores en cuatro subtipos: carcinoide típico, carcinoide atípico, células pequeñas y paraganglioma [3, 6, 7, 9]. Siendo el carcinoide atípico el más frecuente, correspondiendo a un 54% de ellos [3].

Según el subtipo histológico habrá que tomar diferentes medidas terapéuticas ya que la evolución y pronóstico serán diferentes.

DESCRIPCIÓN

Hemos revisado las historias clínicas de los pacientes con neoplasias malignas de la laringe, tratados en nuestro servicio, en los últimos tres años. A continuación, describiremos 2 casos.

Caso 1

Varón de 48 años exfumador de 20 cigarrillos al día y exbebedor moderado desde hace 5 años, sin antecedentes de interés. Acudió a nuestra consulta por un cuadro de dos meses de evolución de disfonía con voz engolada, adenopatías cervicales, disfagia y otalgia izquierda. En la nasofibrolaringoscopia se observaba una lesión exofítica que afectaba al seno piriforme y pared faringolaringea izquierda. En la palpación del cuello presentaba un conglomerado adenopático cervical izquierdo de unos 6x4 cm. Se realizó un estudio de extensión con TAC, observándose un nódulo en repliegue aritenoepiglótico izquierdo de 26x16x26mm, con extensión al receso piriforme y ventrículo laríngeo. También se apreciaban adenopatías laterocervicales izquierdas de unos 7 cm, con signos de necrosis central. Se decidió completar el estudio con una tomografía por emisión de positrones (PET), donde se observaba un depósito de captación patológica de 30 x24 mm y elevada actividad metabólica (SUV: 12,1) en la región de seno piriforme izquierdo. Presentaba un conglomerado adenopático de unos 50 mm (SUV de 15,5) –Figura 1–.

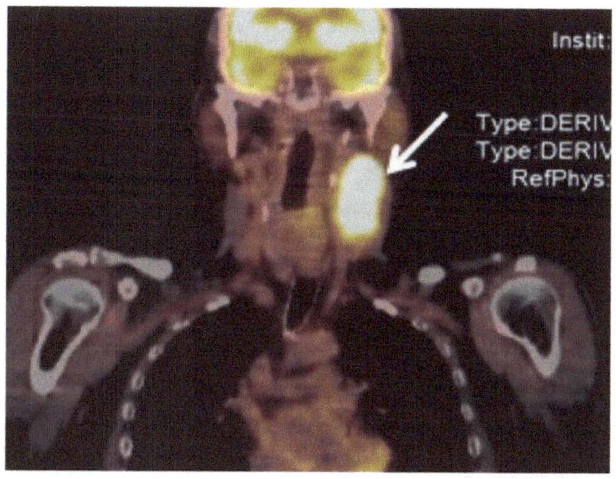

Figura 1. Caso 1, carcinoma neuroendocrino de células pequeñas. PET: Se observa un conglomerado adenopático izquierdo captante.

Se tomó una biopsia de la lesión, obteniéndose el resultado por parte del servicio de anatomía patológica, de carcinoma neuroendocrino de células pequeñas, con una estadificación de T3 N2b M0. El estudio inmunohistoquímico mostraba positividad para los siguientes marcadores CK-PAN, Sinaptofisina, CD-56 (molécula de adhesión de células neurales) y un índice ki-67 de un 80-90%. Debido a la extensión del tumor, se decidió en nuestro comité multidisciplinar de oncología de cabeza y cuello, tratamiento con quimioterapia de inducción con dos ciclos de 95 mg de cisplatino y 190 mg de etopósido, seguido de cuatro ciclos de quimioterapia y una dosis total de 50 Gy cervical bilateral y 66 Gy en seno piriforme izquierdo de radioterapia concomitante. Pasados dos meses del fin del tratamiento el paciente se encontraba asintomático y sin signos de recidiva local ni metástasis. En una tomografía axial computadorizada (TAC) de control pasados cinco meses del fin del tratamiento, se observaban pequeños nódulos pulmonares bilaterales menores de un centímetro y adenopatías en cadena yugular izquierdas compatibles con metástasis (Figura 2).

Actualmente pasados 27 meses del fin del tratamiento con quimio-radioterapia, el paciente se encuentra clínicamente asintomático. Sin embargo, presenta progresión de las metástasis pulmonares y adenopatías laterocervicales izquierdas, en tratamiento con quimioterapia paliativa.

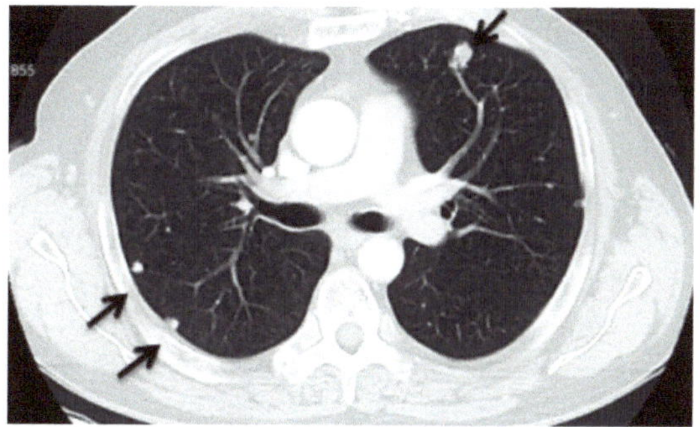

Figura 2. Caso 1, carcinoma neuroendocrino de células pequeñas. TAC Torácico: las flechas marcan pequeños nódulos pulmonares bilaterales menores de un centímetro, compatibles con metástasis.

Caso 2

Mujer de 61 años maestra jubilada, sin antecedentes de interés ni hábitos tóxicos. Acudió a urgencias por disfonía de tres meses de evolución y disnea de esfuerzo de dos semanas de evolución. En la nasofibrolaringoscopia, se observaba una lesión excrecente de aspecto amarillento en la banda ventricular derecha con paresia de dicha cuerda vocal, pero con buen espacio glótico. Se realizó una TAC que mostraba una lesión ovalada de 24x15x11 mm que ocupaba el espacio paraglótico que desplazaba la cuerda vocal y banda derechas, de límites bien definidos y contenido de densidad homogénea que se extendía al espacio preepiglótico derecho (Figura 3). Se tomó una biopsia de la lesión bajo anestesia general, que era de consistencia blanda y sangrante. El análisis histológico mostraba un tumor maligno pobremente diferenciado, pero el perfil inmunohistoquímico no era concluyente. Se decidió realizar una laringectomía parcial transoral láser para obtener una muestra de mayor tamaño, sin poder extirparse la lesión completa ya que invadía el espacio paraglótico. El estudio anatomopatológico resultó ser de nuevo no concluyente, ya que existían dudas diagnósticas entre adenocarcinoma indiferenciado, sarcoma sinovial, tumor neuroendocrino primitivo o metástasis de tumor primario desconocido. Se mandó una muestra al centro de referencia (Hospital Universitario Virgen del Rocío de Sevilla), para estudio genético. El estudio del gen SYT, mediante técnica de hibridación *in situ* con fluoresceína (FISH) fue negativo, por lo que se descartó el sarcoma sinovial. Dos meses después de la intervención quirúrgica se realizó un estudio PET de control donde se veían signos de posible recidiva local a nivel de la laringe, conglomerado adenopático en áreas IIa y III derechas y un nódulo tiroideo derecho de nueva aparición. Debido a la mala evolución, se decidió realizar una laringectomía total, vaciamiento cervical funcional y hemitiroidectomía derechas. El estudio anatomopatológico mostró una afectación de dos ganglios homolaterales derechos sin desbordamiento capsular (T3 N2a M0). Histológicamente mostraba proliferación tumoral maligna infiltrante e indiferenciada de células de mediano tamaño, dispuestas en amplios nidos sólidos y cordones, separadas por tractos fibrovasculares. Las células mostraban escaso citoplasma y núcleos ovalados, hipercrómaticos con áreas de necrosis y abundantes mitosis atípicas. El estudio inmunohistoquímico presentaba positividad frente a CD 99, Vimentina, CK-pan, CKBP, CK7, CK19, C-kit, CD56, CD10 y CEA (antígeno carcinoembrionario). El índice de proliferación celular (ki-67) era positivo en aproximadamente el 90% de las células tumorales. Con todos estos datos se llegó al difícil diagnóstico de una estirpe muy poco frecuente en la laringe, que es el carcinoma neuroendocrino de células grandes. Pasado un mes se realizó otro estudio PET donde existía un nódulo delante del lóbulo tiroideo izquierdo, además de imágenes hipermetabólicas de nueva aparición en C5, en el arco posterior de D12 y hemicuerpo derecho de L3 que impresionaban de metástasis (Figura 4). Se realizó una biopsia del nódulo pretiroideo izquierdo con aguja fina guiada por ecografía, con resultado de carcinoma. Dada la gran agresividad del tumor se decidió administrar seis ciclos de quimioterapia. Durante los meses siguientes se observaban imágenes sugerentes de metástasis en hígado y carcinomatosis peritoneal con ascitis, el cual presentó malignidad citológica. Se administró tratamiento paliativo en las lesiones vertebrales con quimioterapia y radioterapia. Finalmente, pasados 11 meses tras la primera intervención quirúrgica la paciente falleció.

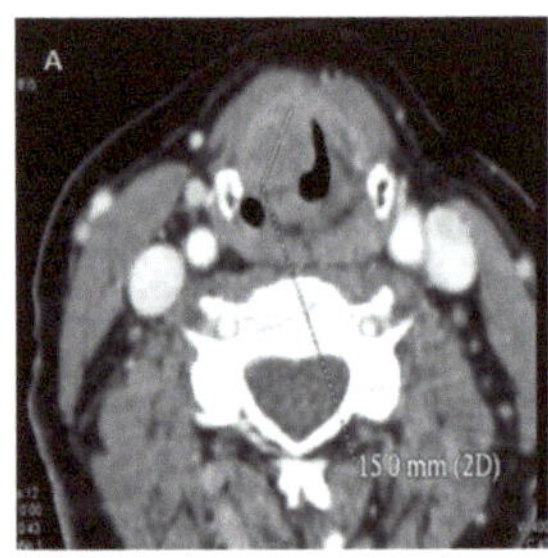

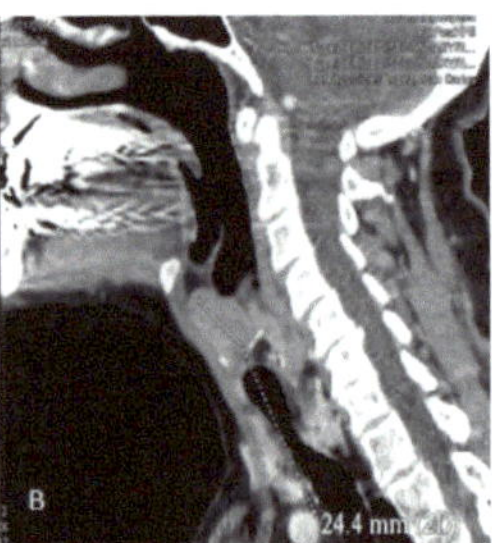

Figura 3. Caso 2, carcinoma neuroendocrino de células grandes. TAC cervical: se observa una lesión ovalada en el espacio paraglótico que desplaza la cuerda vocal y banda derecha.

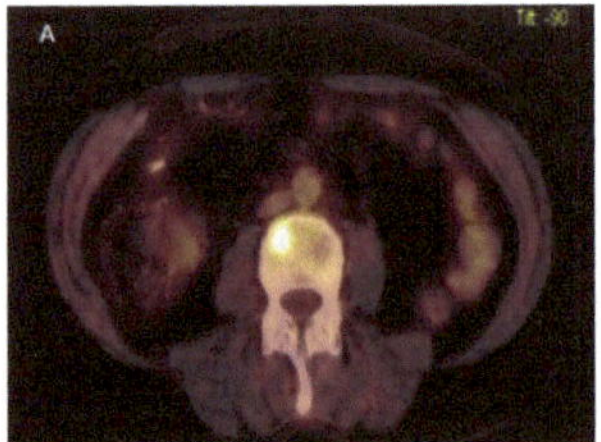

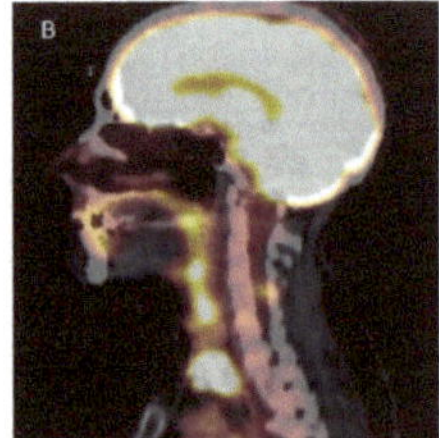

Figuras 4. Caso 2, carcinoma neuroendocrino de células grandes. PET: imágenes hipermetabólicas sugerentes de metástasis, en hemicuerpo derecho de vértebra L3 y delante del lóbulo tiroideo izquierdo, respectivamente.

DISCUSIÓN

Los carcinomas neuroendocrinos de la laringe corresponden menos del 1% de los tumores laríngeos. A pesar de ello, son los carcinomas no escamosos más comunes de la laringe [3-6]. Suelen presentarse como foco primario en la laringe sobre todo en la supraglotis, o más frecuentemente como metástasis ganglionar cervical, pudiendo, en muchos casos, formar parte de los tumores de origen desconocido [2, 4, 6-9].

La edad media de presentación es de 60 años, siendo la proporción hombre / mujer de 3:1 para todos los subtipos, salvo el carcinoide típico, donde no se ha visto predilección por sexos [4, 5, 7, 8]. Tienen estrecha relación con el tabaco, salvo los carcinomas neuroendocrinos bien diferenciados [6-8].

El origen de estos tumores se cree que son las células pluripotenciales *stem cells* [6, 7], que según la localización tendrán origen embriológico endodérmico o ectodérmico.

Clínicamente suelen cursar con disfonía, disfagia y dolor [6]. En un 3,2% existe secreción ectópica de hormonas, pero prácticamente ninguno desarrolla un síndrome paraneoplásico verdadero [2, 7].

El diagnóstico está basado en las características histomorfológicas, apoyado por la inmuhistoquímica y el microscopio electrónico, donde se pueden observar gránulos neurosecretores en la periferia del citoplasma [3, 6]. Desde el punto de vista histológico presentan un patrón de crecimiento de tipo organoide, sólido, glandular (túbulo-acinar), en bandas y pueden también formar seudorrosetas. Los tumores poco diferenciados carecen de una arquitectura precisa mostrando células atípicas, con una elevada relación núcleo-citoplásmica y muy pocas granulaciones neurosecretoras, lo que dificulta su diagnóstico [8].

Los patrones inmunohistoquímicos característicos incluyen la positividad a cromogranina, sinaptofisina y citokeratina. Pueden expresar calcitonina, CEA y CD 56 [3, 6].

En la actualidad, estos tumores se clasifican en cuatro tipos en base a la clasificación de 2005 de la Organización Mundial de la Salud (OMS): paraganglioma, carcinoide típico (bien diferenciado), carcinoide atípico (moderadamente diferenciado) y de células pequeñas (pobremente diferenciado) [3, 6, 7, 9]. Es muy importante un diagnóstico preciso porque el tratamiento y el pronóstico son diferentes según la estirpe celular. Todos presentan un fenotipo de diferenciación de origen epitelial salvo el paraganglioma que tiene diferenciación neural [3, 5, 6, 8].

La OMS incluye a los carcinomas de células grandes como una variante de los carcinoides atípicos, los cuales son moderadamente agresivos [3, 5, 10]. Debido a la evolución biológica y el pronóstico del carcinoma de células grandes, existe un debate entre los especialistas en anatomía patológica, ya que no hay una entidad propia para estos, tal y como se describe en el carcinoma de pulmón. Debería ser una entidad diferente de alto grado y pobremente diferenciado, considerado, al menos, como el carcinoma de células pequeñas, para permitir una adecuada correlación clinico-patológica [8].

Debe hacerse un diagnóstico diferencial con tumores de otra extirpe que se presenten con idéntica morfología, como el carcinoma basaloide de células escamosas, carcinoma adenoideo quístico sólido, metástasis de otro lugar primario, carcinoma medular de tiroides o melanoma, entre otros [2, 3, 8, 9].

En el momento del diagnóstico presentan metástasis a distancia el 30% de los carcinomas moderadamente diferenciados y el 90 % de los carcinomas pobremente diferenciados [3].

El tratamiento de los tumores bien y moderadamente diferenciados es quirúrgico [2-4, 7-9]. La radioterapia y la quimioterapia han demostrado no ser efectivos. Además, en los carcinomas atípicos supraglóticos y glóticos debe realizarse un vaciamiento cervical bilateral restringido a las áreas IIA y III [3-5, 7]. En los tumores pobremente diferenciados el tratamiento de elección es parecido al de los carcinomas de pulmón, radioquimioterapia, ya que se obtiene mayor supervivencia que con otros tratamientos [3, 5, 7, 8].

A pesar del correcto tratamiento presentarán recurrencias el 35% de los tumores bien diferenciados y el 62,5% de los tumores moderadamente diferenciados [8].

El índice de supervivencia a los 5 años es del 100% para los bien diferenciados, 46,7 % para los moderadamente diferenciados y entre un 5-19% para los indiferenciados [4, 7, 8].

Es recomendable un seguimiento de 10 años en los tumores moderadamente diferenciados, ya que las recurrencias tardías son frecuentes [2, 8, 10].

CONCLUSIONES

Los carcinomas neuroendocrinos representan un 1% de los carcinomas laríngeos. La dificultad del diagnóstico depende de la diferenciación de las células, siendo muy complicado en los tumores pobremente diferenciados o indiferenciados. Los tumores bien y moderadamente diferenciados precisan tratamiento quirúrgico, mientras que los pobremente diferenciados precisan tratamiento quimio-radioterápico.

BIBLIOGRAFÍA

1. Pérez M, Polo R, Fragola C. Tumores malignos de la laringe. Libro virtual de formación en ORL, SEORL [Internet]. Capítulo 113: 1-17. Disponible en: http://seorl.net/libro-virtual/ [Citado el 29/04/2015].
2. Lewis JE, Barnes L, Tse LY, Hunt JL. Tumours of bone and cartilage. En: Barnes L, Eveson JW, Reichart P, Sidransky D(eds). Pathology and Genetics of Head and Neck Tumours. V9. United Kingdom: Oxford University Press;2005. Pp.156-7.
3. Ferlito A, Silver CE, Bradford CR, Rinaldo A. Neuroendocrine neoplasms of the larynx: An overview. Head Neck 2009;31(12):1634-46.
4. Deep NL, Ekbom DC, Hinni ML, Zarka MA, Patel SH. High-grade Neuroendocrine Carcinoma of the Larynx: The Mayo Clinic Experience. Ann Otol Rhinol Laryngol 2016;125(6):464-9.
5. Zhu Y, Gao L, Meng Y, Diao W, Zhu X, Li G, et al. Laryngeal Neuroendocrine Carcinomas: A Retrospective Study of 14 cases. BioMed Research International [Internet]. 2015 [citado 2 Jul 2015]. Disponible en: https://www.hindawi.com/journals/bmri/2015/832194/. [Citado el 12/10/2017].
6. Hemalatha AL, Anoosha K, Amita K, Vijay S, Avadhani K. Primary Laryngeal Neuroedocrine Carcinoma- A Rare Entity with Deviant Clinical Presentation. J Clin Diagn Res. 2014;8(9):7-8.
7. Van Der Laan TP, Plaat BE, Van Der Laan BF, Halmos GB. Clinical recommendations on the treatment of neuroendocrine carcinoma of the larynx: A meta- analysis of 436 reported cases. Head Neck. 2015;37(5):707-15.
8. Marcos M, Landínez G, Martínez G, Moráis D. Carcinomas neuroendocrinos en ORL: Un diagnóstico difícil. Acta Otorrinolaringol Esp. 2011;62(1): 51-5.
9. Lewis J, Spence D, Chiosea S, Barnes L, Brandwein-Gensler M, El-Mofty S. Large Cell Neuroendocrine Carcinoma of the Larynx: Definition of an Entity. Head Neck. 2010;4(3):198-207.
10. Xu B, Chetty R, Pérez Ordoñez B. Neuroendocrine Neoplasms of the Head and Neck: Some Suggestions for the New WHO Classification of the Head and Neck Tumors. Head Neck 2014;8(1):24-32.

eISSN 2444-7986
DOI: https://doi.org/10.14201/orl.17081

CASO CLÍNICO

EXTIRPACIÓN DE CARCINOMA DE LABIO INFERIOR Y RECONSTRUCCIÓN MEDIANTE COLGAJO DE KARAPANDZIC. DESCRIPCIÓN DE UN CASO

Removal of lower lip carcinoma and reconstruction by Karapandzic flap. Case report

Pedro DÍAZ DE CERIO-CANDUELA; Sara OMEDES-SANCHO
Servicio de Otorrinolaringología. Hospital San Pedro. Logroño. España.
Correspondencia: pdiazcerio@gmail.com

Fecha de recepción: 6 de octubre de 2017
Fecha de aceptación: 19 de octubre de 2017
Fecha de publicación: 21 de octubre de 2017
Fecha de publicación del fascículo: 15 de marzo de 2019

Conflicto de intereses: Los autores declaran no tener conflictos de intereses
Imágenes: Los autores declaran haber obtenido las imágenes con el permiso de los pacientes

RESUMEN: Introducción: El carcinoma de labio inferior es una enfermedad relativamente frecuente que precisa tratamiento quirúrgico para su resolución. La reconstrucción del defecto quirúrgico cobra importancia a la hora de preservar las funciones de la cavidad oral y la estética facial. Descripción: presentamos un paciente con carcinoma de labio inferior que requiere una amplia exéresis y su reconstrucción mediante un colgajo de Karapandzic. Conclusiones: La reconstrucción del labio inferior mediante la realización de un colgajo de Karapandzic permite la exéresis de tumores extensos de labio inferior con la preservación de las funciones del mismo y unos resultados estéticos excelentes.

PALABRAS CLAVE: Cáncer de labio; reconstrucción de labio inferior; colgajo de Karapandiz.

SUMMARY: Introduction: Lower lip carcinoma is a relatively frequent disease, it needs surgical treatment for its resolution. The reconstruction of the surgical defect is very important because it comes to preserving the oral cavity functions and facial aesthetical. Description we present a case-patient with a lower lip carcinoma that requires extensive excision and its reconstruction by a Karapandzic flap. Discussion: The reconstruction of the lower lip by a Karapandzic flap realization allows the excision of big tumors of the lower lip with the preservation of the oral cavity functions and excellent aesthetical results.

KEYWORDS: Lip cancer; lower lip reconstruction; Karapandiz flap.

INTRODUCCIÓN

El carcinoma de labio es una enfermedad relativamente frecuente, se estima que su incidencia es aproximadamente del 0,4 al 1% [1], suponiendo cerca del 2% de los tumores malignos de cabeza y cuello [2]. El 90% de los casos se localiza en el labio inferior [3] y se relaciona con factores de riesgo como la exposición solar prolongada, el tabaco y el alcoholismo crónico. El 95% de las estirpes tumorales corresponden a carcinoma epidermoide y la relación hombre/mujer suele ser de 9:1. El diagnóstico se realiza por lo general en estadios precoces (T1 y T2), siendo su pronóstico en estos estadios superior al 90% a los 5 años, según las series [4]. Aunque las metástasis ganglionares cervicales son poco frecuentes, dependen del tamaño tumoral y de la localización anatómica del tumor, siendo más frecuentes si se localiza cerca de la comisura de la cavidad oral. El tratamiento es habitualmente quirúrgico, en los casos en los que se afecte menos del 25% de la superficie del labio inferior se puede realizar una exéresis en cuña con cierre simple del defecto. En cambio, los tumores de labio inferior que afectan a más de un 75% de la superficie del mismo requieren de reconstrucciones más complejas, precisando la realización de colgajos de avance y rotación que garanticen el cierre del defecto y la preservación de las funciones de los labios junto con el mejor resultado estético posible. De entre los distintos tipos de colgajos de reconstrucción existentes [5], el colgajo descrito por Karapandzic en 1974 [6] se ajusta perfectamente a las necesidades anteriormente descritas de mantenimiento de la función de la cavidad oral junto con un excelente resultado estético.

DESCRIPCIÓN

Se presenta el caso de un paciente varón de 71 años que presentaba una lesión en labio inferior de varios meses de evolución, excrecente, friable y sangrante a mínimo (Figura 1). Como antecedentes personales destacaba el haber trabajado expuesto a la radiación solar como personal de mantenimiento de instalaciones deportivas y el consumo de tabaco y alcohol.

La lesión medía aproximadamente 4 cm de longitud total y afectaba a más del 75% de la superficie total del labio inferior. Una biopsia preoperatoria confirmó el diagnóstico de carcinoma epidermoide. Tras la realización de una tomografía axial computadorizada de cabeza y cuello y tórax y constatar la ausencia de metástasis ganglionares cervicales y a distancia, se clasificó el tumor como cT2N0M0 según la clasificación de la *American Joint Committee on Cancer* (AJCC). Se realizó exéresis tumoral, vaciamiento funcional de las áreas ganglionares I a III bilaterales y reconstrucción del defecto mediante la realización de un colgajo de Karapandzic, según indica la guía de la *National Comprehensive Cancer Network* [7].

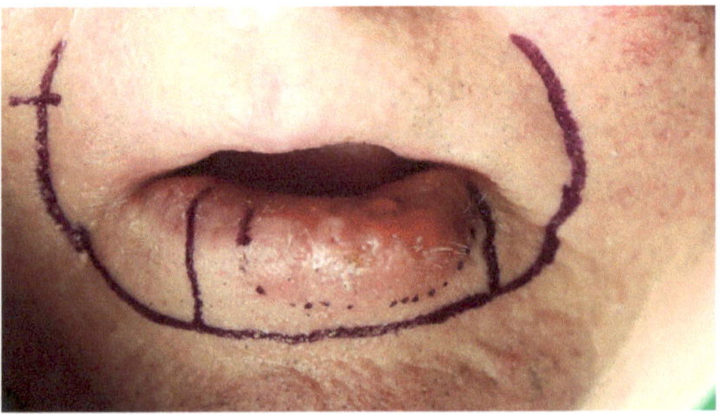

Figura 1. Tumor primario de labio inferior.

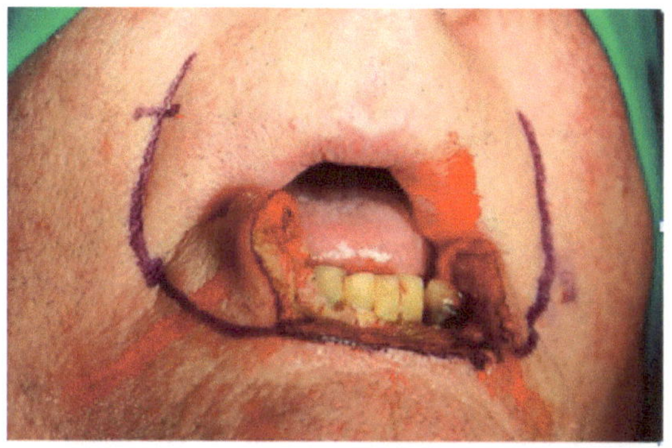

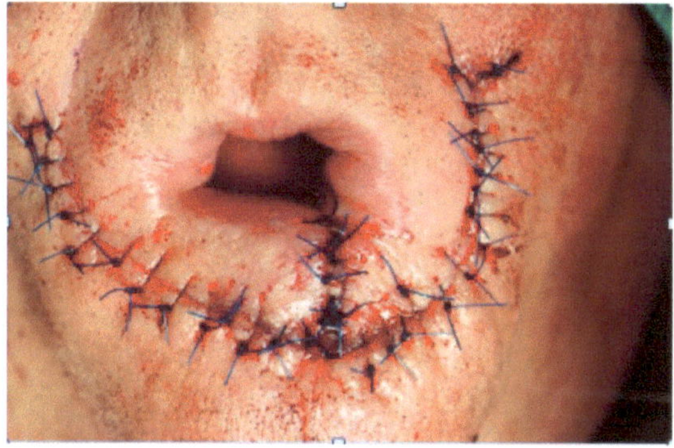

Figura 2. Exéresis tumoral, diseño del colgajo y sutura del mismo.

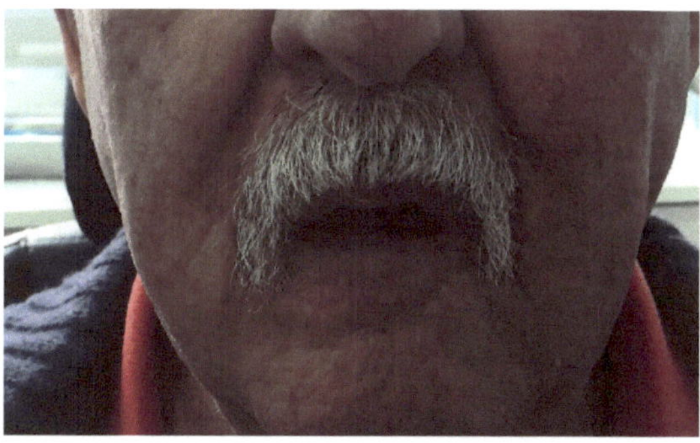

Figura 3. Resultado a los 3 meses de la cirugía.

La exéresis del tumor de labio inferior junto con los márgenes de seguridad adecuados ofrecía un defecto de superficie cuadrangular cercano al 80% de la superficie total del labio inferior, que se reconstruyó cuidadosamente para preservar la estética facial y las funciones de los labios (Figura 2).

El resultado definitivo de la anatomía patológica de la pieza quirúrgica confirmó el diagnóstico de carcinoma epidermoide de labio inferior pT2N0M0, no necesitándose de esta manera la utilización de tratamiento oncológico adyuvante. La revisión del paciente a los tres meses de la cirugía confirmó un resultado estético excelente y un resultado funcional completamente normal, permitiéndole la vocalización y la alimentación por vía oral sin ningún tipo de impedimento (Figura 3).

DISCUSIÓN

El colgajo de reconstrucción de labio inferior diseñado por Karapandzic se basa en la movilización de la piel y de las partes blandas de la porción inferior de la región nasolabial. Estos tejidos son rotados hacia la línea media del defecto quirúrgico de tal manera que el músculo orbicular de los labios se mantiene inervado e irrigado neuromuscularmente mediante la arteria labial inferior y las terminaciones nerviosas seccionadas en el tiempo de la exéresis quirúrgica, conservando con ello la funcionalidad y competencia de la cavidad oral. La técnica para la realización del colgajo de Karapandzic empieza una vez realizada la exéresis tumoral. En primer lugar, se procede a la ampliación de la incisión inicial en sentido ascendente hacia el pliegue nasogeniano, dejando cierta curvatura para preservar la estética [8]. Es importante realizar una incisión de descarga dentro de la mucosa interna de la cavidad oral sin llegar a la musculatura y paralela a la incisión cutánea del colgajo para facilitar el desplazamiento del mismo. Posteriormente se inicia el cierre mucoso, muscular y cutáneo del colgajo con la alineación exacta de los músculos orbiculares de los labios seccionados en el primer tiempo quirúrgico para facilitar el movimiento del labio en la recuperación posterior. Los puntos de sutura se dan con hilo de material no reabsorbible en piel y con hilo de material reabsorbible en las zonas de mucosa de labio y de cavidad oral. Se deben dar numerosos puntos de sutura ya que la tensión propia de la boca y sus movimientos pueden provocar fácilmente una dehiscencia de la sutura, retrasando la cicatrización, alterando el resultado estético y funcional definitivo, obligando en estos casos a volver a suturar el defecto (Figura 2). Es recomendable dejar una sonda nasogástrica para alimentación durante 7 días aproximadamente para evitar la sobreinfección y la dehiscencia de suturas, aunque no es imprescindible.

Los carcinomas de labio inferior constituyen una enfermedad relativamente frecuente dentro de los tumores que afectan a la cabeza y el cuello. Su pronóstico en estadios iniciales, que suele ser el momento más frecuente de diagnóstico, alcanza unas elevadas tasas de supervivencia a los 5 años. El problema surge en la reparación estética y funcional del labio inferior. Al tratarse de una zona muy visible dentro de la cara adquiere una gran importancia realizar una reconstrucción que deje un resultado estético óptimo. Además de ello, el labio inferior es una estructura que adquiere gran importancia funcional a la hora de la alimentación y de la propia articulación de la palabra y que se debe tener presente a la hora de la reparación quirúrgica tanto o más que el resultado estético.

De entre las distintas técnicas existentes para la reconstrucción quirúrgica de los defectos de labio inferior que superen el 80% del mismo, el colgajo diseñado por Karapandzic resulta ser el más adecuado. Su fácil técnica hace que pueda ser fácilmente reproducible en casi cualquier paciente. El tiempo quirúrgico necesario para su realización es habitualmente escaso y la recuperación del paciente suele necesitar de una hospitalización corta y de pocos días para reiniciar la alimentación por vía oral, en algunos casos incluso inmediata. Los resultados tanto estéticos como funcionales son muy satisfactorios a las pocas semanas de la realización de la intervención.

CONCLUSIONES

El colgajo de Karapandzic es adecuado para la reconstrucción de defectos de labio inferior que afecten una gran superficie del mismo.

BIBLIOGRAFÍA

1. Campos MA, Varela P, Marques C. Near-total lower lip reconstruction: combined Karapandzic and Bernard-Burrow-Webster flap. Acta Dermatovenerol APA. 2017;26:19-20.
2. Beauvillain de Metreuil C, Drèno B, Tessier MH. Tumeurs bènignes et malignes del lèvres. Encycl Méd Chir (editions Scientifiques el Médicales Elservier SAS), Paris, Oto-rhino-laryngologie, 20-625-A-10. 1998. 14p.
3. Ebrahimi A, Kalantar Motamedi MH, Ebrahimi A, Kazemi M, Shams A, Hashemzadeh H. Lip Reconstruction after Tumor Ablation. World J Plast Surg. 2016;5(1):15-25.
4. Song JI. Cancer of the lip. En: Myers EN, Ferris RL, editores. Master tecniques in otolaryngology – Head and Neck Surgery. Editorial Wolters-Kluwer; 2014. p 1-8.
5. Filimon S, Richardson K, Hier MP, Roskies M, Mlynarek AM. The use of a modified abbé island flap to reconstruct primary lip defects of over 80. J Otolaryngol Head Neck Surg. 2016;45(1):35.
6. Karapandzic M. Reconstruction of lip defects by local arterial flaps. Br J Plast Surg. 1974;27:93-7.
7. NCCN Guideliness. National Comprehensive Cancer Network. Head and Neck Cancers. (version 2.2017). Disponible en: https://www.nccn.org/professionals/physician_gls/pdf/head-and-neck.pdf. [Citado el 19 de octubre de 2017].
8. Shah J. Los labios. En: Shah J. Cirugía y oncología de cabeza y cuello. 3ª edición. Madrid: editorial Elsevier España; 2004. p 149-172.

eISSN 2444-7986
DOI: https://doi.org/10.14201/orl.17033

CASO CLÍNICO

CAMBIOS EN LA VASCULARIZACIÓN DE LA MUCOSA FARINGOLARÍNGEA TRAS RADIOTERAPIA Y QUIMIOTERAPIA CONCOMITANTE OBSERVADOS CON IMAGEN DE BANDA ESTRECHA. DESCRIPCIÓN DE DOS CASOS

Changes in mucosa laryngopharyngeal vascularization after radiotherapy and concomitant chemotherapy observed with narrow band imaging. Description of two cases

Eulalia PORRAS-ALONSO[1]; Carmen SALOM-COVEÑAS[1];
Lucía GUTIÉRREZ-BAYARD[2]; Miguel GARCÍA-TENO[1]

[1] *Unidad de Gestión Clínica de Otorrinolaringología. Hospital Universitario Puerto Real. Cádiz. España.*
[2] *Unidad de Gestión Clínica de Oncología Radioterápica. Hospital Universitario Puerta del Mar. Cádiz. España*

Correspondencia: eporrasalonso@gmail.com

Fecha de recepción: 25 de septiembre de 2017
Fecha de aceptación: 27 de octubre de 2017
Fecha de publicación: 29 de octubre de 2017
Fecha de publicación del fascículo: 15 de marzo de 2019

Conflicto de intereses: Los autores declaran no tener conflictos de intereses
Imágenes: Los autores declaran haber obtenido las imágenes con el permiso de los pacientes

RESUMEN: Introducción y objetivo: La imagen de banda estrecha o Narrow Band Imaging (NBI) es un sistema de mejora de imagen utilizado en la detección de anomalías vasculares en la mucosa y submucosa con neoplasia. En 2011 Ni estableció los cinco tipos de patrones de imágenes en la mucosa laríngea relacionándolos con los hallazgos histopatológicos de las lesiones. Sin embargo, estos patrones se ven modificados por tratamientos previos de cirugía láser, radioterapia y quimioterapia. Nuestro objetivo es describir las imágenes tipo con NBI obtenidas en pacientes tratados con el esquema terapéutico de radioterapia y quimioterapia concomitante. Descripción: Imágenes de NBI en paciente de 68 años con carcinoma epidermoide no queratinizante supraglótico estadio III tratado con radioterapia y quimioterapia concomitante a los tres meses y al año posterior al tratamiento. Imágenes de NBI en paciente de 50 años con carcinoma epidermoide no queratinizante de nasofaringe estadio II tratado con radioterapia y quimioterapia concomitante a los tres meses y al año posterior al tratamiento. Resultados: Los patrones obtenidos no se identifican con ninguno de los establecidos previamente por Ni. Las imágenes difieren en función del tiempo transcurrido desde el tratamiento. Conclusiones: Es importante conocer las alteraciones observadas en la mucosa y submucosa de pacientes tratados con radioterapia y quimioterapia concomitante ya que difieren de los patrones característicos descritos por Ni asociados a la presencia de neoplasia.

PALABRAS CLAVE: Imagen de banda estrecha; radioterapia; quimioterapia.

SUMMARY: Introduction and objective: Narrow Band Imaging (NBI) is an image enhancement system used to detect vascular anomalies in the mucosa and submucosa of neoplasms. In 2011 Ni established the five types of imaging patterns in the laryngeal mucosa relating them to the histopathological findings of the lesions. However, these patterns are modified by previous treatments of laser surgery, radiotherapy and chemotherapy. Our objective is to describe the NBI type images obtained in patients treated with the therapeutic regimen of radiotherapy and concomitant chemotherapy. Description: NBI images in a 68-year-old patient with stage III supraglottic non-keratinizing squamous cell carcinoma treated with radiotherapy and concomitant chemotherapy at three months and the year after treatment. NBI images in a 50-year-old patient with stage II nasopharynx non-keratinizing squamous cell carcinoma treated with radiotherapy and concomitant chemotherapy at three months and the year after treatment. Results: The obtained patterns are not identified with any of those previously established by Ni. The images differ depending on the time elapsed since the treatment. Conclusions: It is important to know the alterations observed in the mucosa and submucosa of patients treated with radiotherapy and concomitant chemotherapy since they differ from the characteristic patterns described by Ni associated with the presence of neoplasia.

KEYWORDS: Narrow band imaging; radiotherapy; chemotherapy.

INTRODUCCIÓN

La imagen de banda estrecha –*Narrow Band Imaging* (NBI)–, es un sistema de mejora de imagen utilizado en la detección de anomalías vasculares en la mucosa y submucosa de las vías aerodigestivas superiores de pacientes con neoplasias [1].

El tratamiento de radioterapia con quimioterapia concomitante en el cáncer de faringolaringe origina alteraciones vasculares que pueden ser confundidas con los patrones de neoangiogénesis asociados a la persistencia o recidiva tumoral [3]. Las imágenes obtenidas mediante la imagen de banda estrecha no han sido definidas como patrones concretos en relación con cambios histopatológicos. Las modificaciones en la mucosa y submucosa de estos pacientes incluyen la presencia de vasos con estructuras arboriformes, zonas con ausencia de vascularización, edema con punteado de diferentes diámetros o ulceraciones. Estas imágenes pueden originar dudas y confusión sobre la presencia de persistencia tumoral o recidiva.

En este trabajo exponemos las imágenes a los tres meses y al año de pacientes con carcinoma epidermoide en dos áreas diferenciadas supraglotis y nasofaringe tratados con el esquema terapéutico de radioterapia y quimioterapia concomitante y los hallazgos observados con la imagen de banda estrecha. La elección de estas áreas anatómicas viene justificada por la diferencia en el epitelio de ambas localizaciones con predominio del epitelio cilíndrico pseudoestratificado ciliado con componente linfoide en nasofaringe y con predominio de epitelio estratificado no queratinizante en supraglotis.

DESCRIPCIÓN

Caso 1

Varón de 68 años, exfumador y exbebedor con diagnóstico de carcinoma epidermoide no queratinizante de supraglotis con afectación de epiglotis y espacio preepiglótico sin afectación de movilidad de cuerdas vocales, estadio III –cT3N0M0– (AJCC 7ª edición) [2]. El protocolo del comité de cabeza y cuello de nuestro centro incluye como opciones terapéuticas válidas la cirugía del primario y disección cervical profiláctica bilateral de los niveles II-IV o radioterapia radical con quimioterapia concomitante. El paciente eligió como opción terapéutica radioterapia con quimioterapia concomitante. Se administró una dosis de 70 Gy en tumor primario y de 50 Gy en cadenas cervicales junto con cisplatino a dosis de 100 mg/m^2 cada tres semanas. Se realizó control clínico utilizando NBI a los tres meses y al año posterior al tratamiento. La respuesta al tratamiento fue completa con biopsia negativa y ausencia de imágenes sugestivas de persistencia o recidiva tumoral según los patrones de la clasificación de Ni [1].

Se presentan las imágenes de NBI en las que se aprecian modificaciones precoces y tardías en la vascularización (Figura 1).

Caso 2

Mujer de 50 años, con diagnóstico de carcinoma epidermoide no queratinizante de nasofaringe con afectación de pared posterior sin englobar rodetes tubáricos y adenopatía cervical, estadio II –cT1N1M0– (AJCC 7ª edición) [2]. La paciente aceptó la propuesta de tratamiento de radioterapia con quimioterapia concomitante. Se administró una dosis de 70 Gy en tumor primario y en cadena cervical junto con cisplatino a dosis de 100 mg/m^2 cada tres semanas.

Se realizó control clínico utilizando NBI a los tres meses y al año posterior al tratamiento. La respuesta al tratamiento fue completa con biopsias negativas y ausencia de imágenes sugestivas de persistencia o recidiva tumoral según los patrones de la clasificación de Ni [1] y biopsias negativas. Se presentan las imágenes de NBI donde se aprecian modificaciones precoces y tardías en la mucosa (Figura 2).

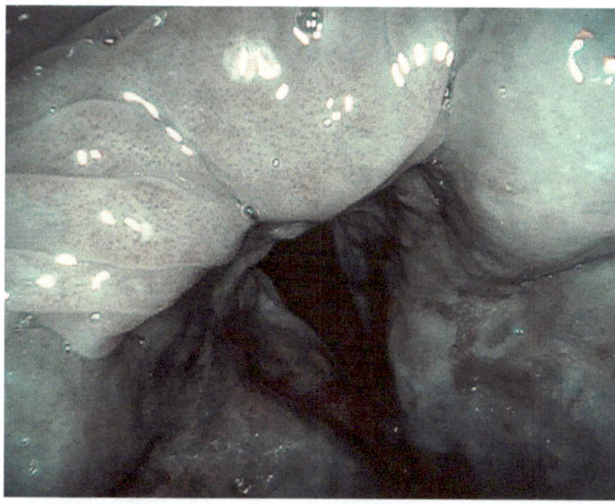

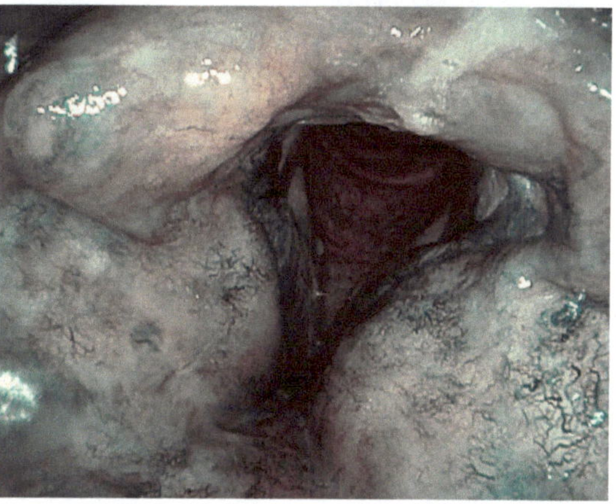

Figura 1. Imagen con NBI de la laringe a los tres meses y al año posterior a tratamiento de radioterapia con quimioterapia concomitante.

DISCUSIÓN

La imagen de banda estrecha aporta la posibilidad de detectar lesiones tumorales de forma precoz en el tracto aerodigestivo superior como consecuencia de las modificaciones vasculares asociadas a la neoangiogénesis [4, 5].

Los cambios observados en los bucles capilares papilares intraepiteliales (IPCL) incluyen incremento desigual en el calibre de los vasos, irregularidad en su forma y en sus interconexiones. El resultado es la presencia de líneas curvas zigzagueantes y manchas de color marrón de tamaño variable y distribución discontinua [1].

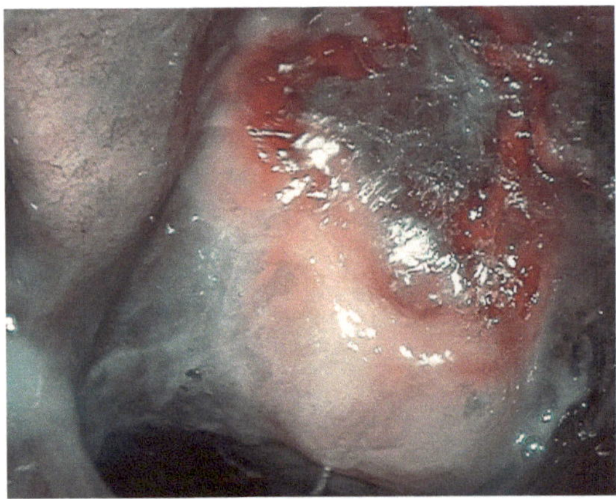

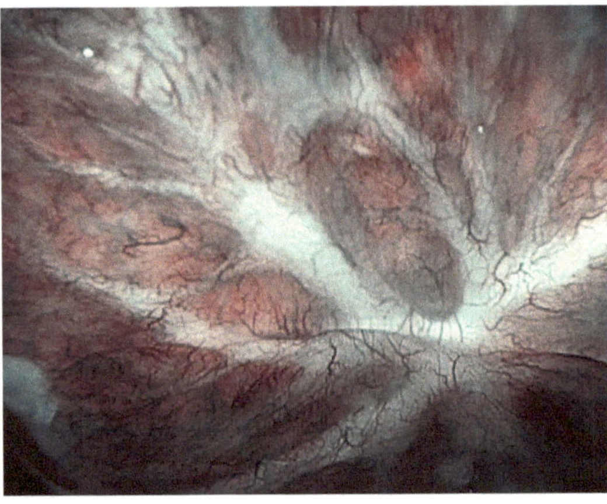

Figura 2. Imagen con NBI del cavum a los tres meses y al año posterior a tratamiento de radioterapia con quimioterapia concomitante.

La utilización de la radioterapia en cualquiera de sus modalidades asociada a quimioterapia para el tratamiento de las neoplasias de faringolaringe origina cambios significativos en la mucosa y submucosa [3].

El primer efecto observado es la toxicidad aguda dosis dependiente. Como consecuencia de la misma se origina edema, hiperemia, ulceración y pseudomembranas formadas por infiltrado inflamatorio y fibrina.

La toxicidad tardía es el resultado de la combinación del daño producido al endotelio vascular, fibrosis cicatricial y atrofia muscular.

Estas modificaciones en la arquitectura de los capilares pueden dificultar el diagnóstico de una posible recidiva tumoral. Entre las imágenes observadas posterior a la radioterapia pueden mostrar múltiples puntos redondeados o alargados de diámetro variado, aunque con una forma relativamente homogénea y distribuidos por las zonas de mayor edema. En un proceso de fibrosis cicatricial posterior se van observando cambios en la distribución de los vasos haciéndose más irregular [6, 7].

En el control del primer caso, realizado a los tres meses posteriores a la finalización del tratamiento, destaca el edema localizado en el área aritenoidea. Se observan cambios vasculares difusos en esta zona característicos de neoangiogénesis, con un punteado fino homogéneo sin apreciarse el recorrido de los vasos. Las pseudomembranas aparecen como placas blancas en la mucosa que oscurecen la imagen vascular e impiden su valoración. En la imagen de NBI al año observamos como los neovasos adquieren formas arborescentes anárquicas con diámetros variados que dan como resultado una imagen endoscópica poco homogénea. La vascularización se interrumpe en determinadas zonas y la asimetría que se observa es similar al patrón tipo II de la clasificación de Ni.

En el control clínico del segundo caso, realizado a los tres meses posteriores a la finalización del tratamiento, se observa ulceración superficial en el cávum y mucosidad con densidad aumentada como consecuencia de los cambios tróficos glandulares.

La utilización de los filtros en las imágenes da lugar a que la mucosidad amarillenta con luz blanca alrededor de la ulceración aparezca de color rojo con NBI y el fondo de la úlcera de color rojo con la luz blanca se observe de color verde intenso con NBI. En la imagen de NBI al año observamos la zona cicatricial en la mucosa del cávum como líneas de color blanco intenso y patrones de vascularización con formas arborescentes asimétricas similares a los observados en el primer caso.

CONCLUSIONES

En los pacientes tratados con radioterapia y quimioterapia concomitante observamos cambios a nivel de la mucosa y submucosa que afectan a los IPCL de forma difusa sin una clara demarcación. Es necesario centrar la exploración en la zona donde se situaba la lesión inicial para poder valorar adecuadamente estos hallazgos. La imagen con NBI de las ulceraciones asociadas al tratamiento no aporta información adicional a la imagen con luz blanca.

Finalmente hay que destacar que las alteraciones observadas en la mucosa y submucosa de pacientes tratados con este esquema terapéutico difieren de los patrones característicos descritos por Ni asociados a la presencia de lesiones preneoplásicas o de carcinoma epidermoide. Es importante conocer estos cambios en la mucosa ya que su desconocimiento, sobre todo al inicio del manejo de la imagen de banda estrecha puede conducir a una valoración dudosa y equívoca sobre persistencia o recidiva tumoral.

Las imágenes que se aportan corresponden a dos pacientes hecho que limita el estudio realizado.

BIBLIOGRAFÍA

1. Ni XG, He S, Xu ZG, Gao L, Lu N, Yuan Z et al. Endoscopic diagnosis of laryngeal cancer and precancerous lesions by narrow band imaging. J Laryngol Otol. 2011;125:288-96.
2. American Joint Committee on Cancer (AJCC) TNM Staging System. 7th edition. New York: Springer, 2010.
3. Forastiere AA, Goepfert H, Maor M, Pajak TF, Weber R, Morrison W et al. Concurrent chemotherapy and radiotherapy for organ preservation in advanced laryngeal cancer. N Engl J Med. 2003;349(22):2091-8
4. Muto M, Katada C, Sano Y, Yoshida S. Narrow band imaging: a new diagnostic approach to visualize angiogenesis in superficial neoplasia. Clin Gastroenterol Hepatol. 2005;3(7):16-20.
5. Watanabe A, Taniguchi M, Tsujie H, Hosokawa M, Fujita M, Sasaki S. The value of narrow band imaging endoscope for early head and neck cancers. Otolaryngol Head Neck Surg. 2008;138(4):446-51.
6. Zabrodsky M, Lukes P, Lukesova E, Boucek J, Plzak J. The role of narrow band imaging in the detection of recurrent laryngeal and hypopharyngeal cancer after curative radiotherapy. Biomed Res In. 2014;77(2):430-7.
7. Lin Yc, Wang WH, Tsai WC, Chen CC, Chen WC, Lee KF. Predicting the early invasiveness of nasopharyngeal mucosal neoplasia after radiotherapy by narrow-band imaging: a pilot study. Head Neck. 2013;35(1):46-51.

www.ingramcontent.com/pod-product-compliance
Lightning Source LLC
LaVergne TN
LVHW070154230826
846093LV00003B/22

* 9 7 8 1 0 9 2 7 1 1 3 4 0 *